Die

Para Principiantes

La Guía Exclusiva Para Crear Deliciosos Batidos Verdes Para Perder Peso y Quemar Grasa, Desintoxicarse y Desinflamarse; Además, ¡Limpia tu Cuerpo Ahora con una Dieta Alcalina!

Bobby Murray

Tabla de Contenido:

Dieta alcalina para principiantes

¡Aprende a restablecer tu metabolismo y mejorar el equilibrio corporal para tener una asombrosa vida saludable! ¡Aumenta tu energía con deliciosas recetas, batidos y secretos de la medicina herbal!

Bobby Murray

Tabla de contenidos

Introducción

La dieta alcalina es un método popular que miles de personas han descubierto que tiene éxito para perder peso y prevenir enfermedades crónicas. De hecho, muchas personas cambian al estilo de vida de una dieta alcalina porque son capaces de vivir una vida más saludable, libre de dolencias y enfermedades gracias a los alimentos que consumen. Se parece a una dieta vegetariana, pero tienen grandes diferencias.

Teniendo en cuenta que las enfermedades cardíacas son la principal causa de muerte en Estados Unidos, es importante llegar al fondo de este problema que millones de estadounidenses y muchas personas en todo el mundo están experimentando. Has escuchado la frase "eres lo que comes" y nada podría ser más cierto. Dado que la dieta estadounidense consiste principalmente en comida chatarra o comidas preparadas que son rápidas y fáciles en un estilo de vida acelerado, este tipo de dieta lleva a un cuerpo más ácido, lo que provoca problemas de salud como obesidad, hipertensión arterial y problemas óseos.

La solución es llenar tu cuerpo de alimentos integrales y saludables que te den los nutrientes que necesitas para funcionar correctamente. No hay razón para confiar plenamente en los medicamentos para mantenernos sanos a menos que sea absolutamente necesario. De hecho, se puede cambiar la homeostasis del cuerpo según los alimentos que se comen y cosechar los beneficios de comer mejor, como vivir una vida más larga y feliz. Cuidar tu cuerpo te ayudará a estar cerca de los miembros de tu familia para pasar más tiempo de calidad con ellos, y también te dará más tiempo para lograr tus objetivos en la vida.

Aunque no sepas por dónde empezar, este libro te guiará a través de un proceso para elegir los alimentos correctos que debes introducir en tu cuerpo para equilibrar el entorno interior modificando tus niveles de pH, de ácido, que es un caldo de cultivo ideal para las enfermedades, hasta un estado alcalino que ayudará a tu sistema inmunológico a combatir las enfermedades con mayor facilidad, así como a potenciar tu metabolismo.

Comprenderás por qué estás experimentando los síntomas a los que te enfrentas y cómo combatirlos, y dispondrás de una guía detallada de los alimentos que debes comprar. La dieta alcalina no es difícil de seguir una vez que se adquiere el hábito. Si has estado comiendo carne tres veces al día, puede resultar un poco más difícil. Sin embargo, también hay consejos para superar estos obstáculos. Al final, estás aquí para aprender a tratar mejor a tu cuerpo en los próximos años, y vas a saber cómo hacerlo después de leer este libro.

Soy un experto en salud y bienestar, y he ayudado a miles de personas a conseguir el nivel de salud que nunca creyeron posible. Sin embargo, nada de esto sucede de la noche a la mañana, y es necesario tener la determinación de llegar a los objetivos finales. Si tienes esto, ciertamente puedo darte los bloques de construcción para alcanzar tus sueños y ayudarte a ser feliz con tu salud y tu cuerpo.

Entonces, ¿Por qué querrías retrasar el vivir una vida más feliz y larga para poder jugar con tus hijos y nietos en los próximos años? Puedes aprender todo lo que necesitas saber sobre la dieta alcalina en tan sólo un fin de semana, y terminarás cambiando tu vida. Encontrarás todo lo que necesitas para empezar de una manera concisa y fácil de entender. Tener un mejor conocimiento sobre la dieta alcalina te ayudará a mantenerte concentrado y no volver a tus viejos hábitos, ya que empezarás a notar los cambios bastante rápido. ¡No te arrepentirás de haber hecho el cambio hoy!

Capítulo Uno: Antecedentes

La creación de esta dieta se basó en los estudios del biólogo Charles Bernard que centró su investigación en los efectos de los riñones en los niveles de ácido en los fluidos corporales durante la década de 1850. Descubrió que la acidez de la sangre y la orina podía alterarse sustituyendo alimentos alcalinos por alimentos que formaban ácido en el cuerpo, lo que conducía a una mejor salud general. Llamada también dieta de ceniza alcalina y dieta ácido-alcalina, ha ganado popularidad entre conocidas superestrellas como Jennifer Aniston, Tom Brady y Kirsten Dunst.

A lo largo del siglo XX, los científicos de la nutrición comenzaron a estudiar las afirmaciones de Bernard y se centraron en las partículas negativas y positivas de los alimentos. Se determinó que las partículas cargadas negativamente que contenían altas cantidades de sulfato, fosfato y cloruro creaban un ambiente ácido. Las partículas cargadas positivamente con altos niveles de magnesio, calcio y potasio producían un ambiente alcalino (Dwyer, Foulkes, & Evans, 1985).

Durante la última parte del siglo XX, la dieta alcalina fue popularizada por Robert O. Young, primero con un libro titulado "Una enfermedad, Un tratamiento", seguido por un segundo libro titulado "El milagro del pH: Balancea tu dieta, recupera tu salud" que se publicaron en 1992 y 2002, respectivamente. Desde entonces ha habido celebridades y médicos de salud alternativa que han alabado esta dieta por sus efectos de lucha contra la enfermedad.

En el pasado, se ha utilizado principalmente como tratamiento alternativo para los problemas de cálculos renales, así como para las infecciones recurrentes del tracto urinario. Normalmente se utilizaba junto con medicamentos que ayudaban a nivelar el pH de la orina (Remer, 2000). Hoy en día, la dieta alcalina es eficaz para reducir los síntomas de muchas otras enfermedades crónicas al crear un ambiente más alcalino en el cuerpo.

Para entender la dieta alcalina y cómo el cuerpo reacciona a los diferentes tipos de alimentos, se debe entender el mecanismo del metabolismo. Cuando consumes cualquier alimento, tu cuerpo pasa por el proceso de convertir ese alimento en energía que se conoce como metabolismo. Durante el proceso, generalmente se compara con el fuego, ya que implica una reacción química durante la descomposición que da como resultado cenizas conocidas como desechos metabólicos. Es esta ceniza que tiene las propiedades de ser ácida, neutra o alcalina la que tiene un efecto directo sobre la acidez o estado alcalino de la sangre.

Se cree que si tu sangre tiene cenizas más ácidas, tu cuerpo es más propenso a enfermedades como el cáncer, la obesidad y la presión arterial alta. Sin embargo, si inclinas la balanza para consumir más alimentos creadores de alcalinos, puedes crear un entorno en tu cuerpo que estará protegido contra estas enfermedades y te ayudará a vivir una vida más saludable y feliz (Fenton & Huang, 2016).

Los alimentos y minerales que contienen más ácido son potasio, magnesio, calcio, azufre, fósforo y proteínas (Remer & Manz, 1995). Otros alimentos de base ácida incluyen alcohol, cereales, lácteos, huevos, pescado, aves y carnes rojas. Los alimentos de base alcalina son verduras, legumbres, frutos secos y frutas, mientras que los azúcares, los almidones y las grasas naturales se encuentran en el medio de la categoría neutra (Leech, 2019). La acidez o alcalinidad de un alimento está determinada por el valor de pH que se encuentra entre los valores de 0.0 a 14.0, donde los alimentos ácidos tendrán un valor menor y los alcalinos son más grandes, siendo el valor neutro 7.0. Esto se explicará con más detalle en el capítulo 5.

Cuando tu cuerpo está en un estado de acidez, es un ambiente perfecto para que se genere inflamación y enfermedad. También puede provocar hongos como candida, que pueden provocar síntomas de confusión mental, aumento de peso y fatiga. Si tienes un cuerpo ácido durante un prolongado período de tiempo, puede comenzar a afectar a tus órganos, dando la posibilidad a problemas renales, cardíacos y sanguíneos, así como al cáncer (Junior & Raff, 2017).

Pero la buena noticia es que la dieta alcalina te ayudará a llevar una vida más saludable al incorporar alimentos más sanos e integrales en tu dieta en lugar de alimentos procesados y envasados que carecen de nutrientes. Podrás sentirte más satisfecho no solo con la salud de tu cuerpo sino también con tu mente y espíritu, ya que comenzarás a sentir los beneficios, como tener más energía y permitir que tu cuerpo se cure de enfermedades y dolencias creando un estado alcalino.

Resumen del capítulo

- La primera investigación que fue la información fundamental fue realizada en la década de 1850 por Charles Bernard. Estaba estudiando los efectos de la acidez en los fluidos corporales en relación con los riñones.
- La base de la dieta alcalina es alterar los niveles de pH de la sangre y otros fluidos corporales para que sean alcalinos en lugar de ácidos. Esto se hace eliminando la mayoría de los alimentos formadores de ácido de la dieta.
- Como resultado de comer alimentos más alcalinos, tu cuerpo estará en un mejor estado de salud mientras creas un ambiente donde las enfermedades y dolencias crónicas no pueden prosperar.

En el próximo capítulo, aprenderás acerca de los beneficios específicos para la salud que puedes experimentar mientras sigues la dieta de cenizas alcalinas.

Capítulo dos: Dieta alcalina y salud humana

Al comprender cómo funciona la dieta alcalina, también debes comprender cómo una dieta ácida afecta al cuerpo. En cuanto a la dieta estadounidense típica, generalmente está desequilibrada en lo que a nutrientes respecta. Suelen tener una gran cantidad de cereales refinados, azúcar y carnes. Si también observas los alimentos pre-envasados que son una gran parte de la dieta, están cargados de sodio. Por lo general, las verduras y las frutas están al final de la lista de lo que va en nuestros platos.

Al observar este patrón, el consumo excesivo de sal y niveles inferiores a los recomendados de minerales como el magnesio y el potasio pueden provocar enfermedades. Se ha concluido que este tipo de dieta puede conducir a condiciones de salud crónicas como cáncer, obesidad, diabetes tipo 2 y enfermedades cardíacas (Cassetty, 2018). Lógicamente, si inclinas la balanza en la otra dirección y comes más frutas y verduras, podrás revertir tu entorno en el cuerpo y evitar este tipo de enfermedades.

Se ha demostrado que seguir la dieta alcalina ayuda en muchos problemas relacionados con la salud. Hay muchos beneficios que se pueden lograr con una dieta alcalina, que incluyen:

Reducción de cálculos renales y síntomas de enfermedad - En los Estados Unidos, la dieta es típicamente más ácida, lo que ejerce una gran presión sobre los riñones. Es por eso que seguir una dieta baja en ácido para pacientes con problemas renales es muy beneficioso. La dieta alcalina también ayuda porque reduce o elimina en gran medida proteínas como el queso, la carne y la leche, lo que ha demostrado ser beneficioso para quienes padecen enfermedades renales (Passey, 2017). Cuando equilibras los líquidos ácidos en el cuerpo, puedes funcionar de manera más eficiente a medida que el riñón elimina las toxinas del cuerpo (Medical News Today). También se ha demostrado que la dieta alcalina ralentiza la progresión de la disminución del sistema de filtrado renal al disminuir la cantidad de proteínas en el cuerpo (Yari & Mirmiran, 2018).

Mejora de la salud cardíaca - Dado que las enfermedades cardíacas causan la tasa de mortalidad más alta en los Estados Unidos, es importante tomar nota de la salud de tu corazón ahora y en el futuro. Los principales contribuyentes a las enfermedades cardíacas y las dolencias relacionadas son los bajos niveles de actividad y la mala nutrición, especialmente el consumo de carnes procesadas y rojas. Dadoo que la dieta alcalina es baja en calorías y grasas, automáticamente comenzarás a perder peso, lo que resultará en una menor tensión en tu sistema cardiovascular.

Mejora del sistema inmunológico - La falta de oxígeno en el sistema sanguíneo también puede disminuir la capacidad del sistema inmunológico para combatir virus y bacterias. Comer más alimentos ricos en alcalinos ayudará a aumentar tu inmunidad mientras protege contra enfermedades y dolencias (Deleon, 2019).

Los músculos y los huesos se fortalecen - El apoyo a tu sistema muscular y esquelético es clave para un movimiento y ejercicio óptimos. Esto es clave para las mujeres mayores e incluso para los hombres que son más propensos a la osteoporosis. A través de varias pruebas, se ha encontrado que quienes siguen la dieta alcalina tienen menos calcio en la orina, lo que significa que el cuerpo está reteniendo más. Esto ayudará a la salud de los huesos con el tiempo. Además, las bajas cantidades de proteína en las verduras y frutas que consumirías ayudarán a la salud ósea. Comer más alimentos integrales ricos en nutrientes también ayudará a fortalecer los músculos (Welch, et al., 2013).

Puede reducir el cáncer - No existe ningún estudio científico directo de que la dieta alcalina ayude a los pacientes con cáncer que se someten a tratamiento. Sin embargo, existe evidencia de que es útil consumir menos carne y reemplazarla por verduras y frutas. Además, comer más fibra y vitaminas A y C también ayuda a los pacientes con cáncer. Estos también se encuentran en los alimentos integrales que consumirás mientras sigues el estilo de vida alcalino.

Más energía - Cuando tienes niveles altos de ácido en la sangre, disminuye la cantidad de oxígeno que es necesaria para que tu cuerpo absorba los nutrientes y para que tus células sanguíneas se reparen y regeneren. Si te falta oxígeno, tus niveles de energía caerán en picado y provocarán fatiga. Crear un entorno rico en alcalinos aumentará el oxígeno en tu sistema y te ayudará a tener más energía (Deleon, 2019).

Dieta sin gluten ideal para vegetarianos, celíacos y alergias alimentarias - Dado que esta dieta se compone principalmente de frutas, verduras y nueces, es una transición fácil para quienes siguen una dieta vegetariana o incluso vegana. Debido a que los productos de trigo se están eliminando, puede ser un estilo de vida beneficioso para las personas con enfermedad celíaca o alergias al trigo (Leech, 2019). Además, se eliminan el pescado, las nueces, el maní y los huevos que son la causa de muchas alergias alimentarias (Collins, 2018).

Pon en marcha tu metabolismo - Si sigues una dieta a base de ácidos, tu cuerpo no puede absorber todos los nutrientes que pones en tu cuerpo. Por lo general, estas vitaminas y minerales esenciales no se consumen, ya que se encuentran principalmente en verduras y frutas. Sin embargo, cuando comes más frutas y verduras, tu cuerpo tiene la oportunidad de utilizar estos nutrientes. Tu cuerpo procesa estos nutrientes a través del método metabólico que se impulsa debido a que tienes las vitaminas y minerales necesarios para tu funcionamiento, además de suministrar estos nutrientes a las células del cuerpo.

Al igual que al comenzar cualquier dieta, debes consultar con tu profesional médico para analizar si probar este estilo de vida es adecuado para tí. Asegúrate de mencionar cualquier condición médica como diabetes, problemas cardíacos, de presión arterial o cáncer para elaborar un plan para incorporar la dieta alcalina en tu vida.

Resumen del capítulo

- Cuando tu cuerpo recibe las cantidades adecuadas de nutrientes que necesita, el cuerpo puede funcionar de manera más eficiente. También le da la oportunidad al cuerpo de curarse a sí mismo utilizando estos nutrientes para fortalecer su sistema inmunológico y su metabolismo.

- La falta de oxígeno puede dañar muchas de las funciones del cuerpo. Afecta la cantidad de energía que tienes, así como tu tasa de metabolismo porque es necesario tener niveles suficientes de oxígeno en la sangre para que diferentes órganos funcionen correctamente.
- Muchos vegetarianos pueden adaptarse fácilmente al estilo de vida alcalino ya que la dieta se compone principalmente de frutas, verduras y nueces. También es ideal para quienes tienen alergias alimentarias comunes o incluso enfermedad celíaca, ya que el gluten es un elemento restringido en esta dieta.

En el próximo capítulo, aprenderás acerca de los beneficios de la pérdida de peso que puedes ver mientras sigues el estilo de vida de la dieta alcalina.

Capítulo tres: Bajar de peso con la dieta alcalina

La dieta alcalina es popular por sus beneficios para perder peso. Una razón por la que esto sucede es que estás poniendo más alimentos integrales en tu cuerpo en lugar de alimentos procesados y basados en OGM que están llenos de aditivos y azúcares. Debido a que estás llenando tu cuerpo con más minerales y vitaminas, naturalmente tendrás niveles de energía más altos. Esto te ayudará a sentirte más activo y te llevará a hacer más ejercicio que antes. La cantidad de calorías que consumes también será menor, aunque comas más.

Si la pérdida de peso es tu objetivo, debes realizar una evaluación de tu peso actual y mantener un calendario activo controlando tu peso al menos dos veces por semana. De esta forma verás los resultados de la dieta alcalina en tu peso y te animará a seguir adelante. Si estás buscando ganar masa muscular, es inteligente determinar tu índice de masa corporal (IMC) usando una calculadora en línea y encontrando la cantidad de macronutrientes que necesitas para alcanzar tus objetivos. Es probable que debas agregar un suplemento de vitaminas y minerales a tu régimen.

Para tener éxito, debes mantener una rutina de ejercicios. Si ya estás haciendo ejercicio, debes escuchar a tu cuerpo y ajustar tus hábitos de alimentación y ejercicio en consecuencia. Si llevas una vida sedentaria, es inteligente salir de la casa a caminar 15 minutos. Al principio, mantenlo simple. No inicies una rutina de trotar una milla por día. Simplemente sal y lleva al perro a pasear o da un paseo por tu parque local. A medida que continúes cada día, puedes agregar más tiempo o acelerar el ritmo de tu caminata. No querrás exagerar, ya que puede causar más problemas si te esfuerzas demasiado al principio.

Cuando te aseguras de comer alimentos más saludables, siempre verás resultados positivos, no solo en tu cintura sino también en tu actitud. Descubrirás que estarás más feliz con cómo te sientes y verás que querrás continuar. La mayoría de las personas que siguen los pasos de la dieta alcalina notarán que pierden de 2 a 4 kilos durante el primer mes, incluso con un mínimo de ejercicio. Por supuesto, tú tienes el control sobre los alimentos que ingieres y la cantidad de ejercicio que realizas, lo que mostrará alguna variación en estos números. Sin embargo, cuanto más esfuerzo pongas en esta dieta, más resultados positivos verás por tí mismo después de unas pocas semanas.

Si has estado comiendo una dieta más ácida, es posible que pierdas peso mientras estás en la dieta alcalina. Teniendo en cuenta que aproximadamente el 90 por ciento de los estadounidenses no comen cantidades suficientes de verduras y frutas, este simple cambio ayuda a llevar un estilo de vida más saludable (Cassetty, 2018). Algunos expertos también dicen que comer solo alimentos orgánicos es clave para la salud. Sin embargo, no es absolutamente necesario.

Si tu presupuesto no te permite comprar estos alimentos usualmente más caros, puedes abordar este problema de diferentes maneras. En primer lugar, no rompas tu presupuesto solo para comprar productos orgánicos si no puedes hacerlo. Siempre puedes encontrar diferentes lugares, como los mercados de agricultores locales, que generalmente tienen frutas y verduras orgánicas frescas a un precio más bajo que los supermercados. También ayudarás a tus agricultores locales a mantenerse en el negocio y ayudarás a tu comunidad local en su conjunto. Además, las frutas y verduras de piel gruesa como las naranjas no son necesarias que sean orgánicas, y tienen los mismos beneficios. Asegúrate de comparar precios en diferentes tiendas para encontrar el mejor para los productos que más consumes. Esto también ayudará a tu billetera.

La conclusión es que tu salud es importante. Tener el peso adecuado te ayuda a sentirte mejor y a vivir una vida más larga y saludable. La mayoría de las personas comienzan una nueva dieta para poder perder o mantener su peso, y la dieta alcalina no es diferente. El sobrepeso también puede provocar muchas otras dolencias crónicas de salud, por lo que, si reduces tu peso, también es probable que veas una reducción en tus síntomas y mantengas a raya la enfermedad.

Resumen del capítulo

- Mucha gente se entera de esta dieta por la posibilidad de ver pérdida de peso en poco tiempo. Dado que está obteniendo resultados más rápido, es probable que tengas más éxito si te mantiene en este cambio de estilo de vida.

- Combinar la dieta alcalina con un tipo de ejercicio como caminar o ir al gimnasio te ayudará a tener más éxito. Naturalmente, te ayudará a fortalecer y ganar músculo mientras los kilos desaparecen.

- Los alimentos orgánicos son muy recomendables, pero no absolutamente necesarios para obtener todos los beneficios del estilo de vida alcalino. Asegúrate de comparar precios en el mercado de agricultores local y en las tiendas de comestibles para obtener el mejor precio en frutas y verduras que se ajusten a tu presupuesto.

En el próximo capítulo, aprenderás sobre los diferentes tipos de alimentos que se recomiendan en el estilo de vida alcalino, así como los alimentos que debes limitar y evitar para que puedas lograr la mayor cantidad de éxito.

Capítulo cuatro: Recomendaciones alimenticias

Seguir una dieta alcalina te ayudará a aumentar la cantidad de vitaminas y minerales necesarios para que tu cuerpo funcione a niveles óptimos. También ayuda a aumentar el nivel de hormonas que te ayudan a metabolizar estos nutrientes de manera eficiente. Con esta combinación, es muy posible combatir las enfermedades crónicas ya que estás cambiando tu cuerpo a un estado alcalino. Para poder aprovechar al máximo la dieta alcalina, debes consumir entre un 70 y un 80 por ciento de alimentos con cenizas alcalinas y el porcentaje restante es una mezcla de alimentos con pH neutro y ácido (DYLN Inspired, 2018).

Hay muchos tipos de alimentos que puedes disfrutar con la dieta alcalina que te ayudarán a disfrutar de una variedad de platos. Echemos un vistazo más de cerca a estos alimentos ricos en alcalinos.

Nueces de Brasil - Simplemente comer un puñado de estas nueces al día te dará un impulso saludable a tus niveles alcalinos. Están cargados de vitamina D y zinc, que son nutrientes necesarios para tu cuerpo. También incluye altas cantidades de selenio, que es vital para la salud óptima de tu tiroides. La tiroides es responsable de mantener la homeostasis y mantener el metabolismo en niveles óptimos. Cuando se toman dosis diarias de selenio, es para prevenir el cáncer de próstata. Las nueces de Brasil son ricas en fibra dietética que disminuirá los niveles de colesterol en sangre y reducirá el riesgo de obesidad, enfermedades cardíacas, diabetes tipo 2 y accidente cerebrovascular (Schwalfenberg, 2012).

Legumbres - Es posible que nunca antes hayas oído hablar de esto, pero es probable que hayas consumido todo tipo de legumbres, como guisantes, garbanzos, lentejas y frijoles. Las legumbres son una proteína de origen vegetal, y están repletas de vitaminas B, minerales y fibra, además ayudan a los sistemas nervioso y muscular. Es una buena fuente de proteínas de alto valor alcalino. Solo una porción de media taza producirá 8 gramos de proteína, y es una opción alternativa y saludable a las proteínas que se encuentran en la carne y te ayudará a sentirte más lleno. También son una alternativa barata si el dinero es una preocupación, pero recuerda no comprar ningún artículo enlatado ya que pueden tener ácidos agregados, anulando los efectos alcalinos saludables. Agrega cualquiera de estos a una ensalada o como acompañamiento en tu plato.

Frutas y jugos cítricos - Las frutas como el limón, la toronja, la lima, la piña y las naranjas tienen niveles altos de vitamina C. Esta vitamina es responsable de reducir la cantidad de la hormona cortisol cuando estás estresado. Cuando se reducen los niveles de cortisol y estrés, los de oxígeno pueden aumentar en el torrente sanguíneo. Disfruta de estas frutas cítricas mezcladas con sus batidos diarios o jugo recién exprimido como una adición refrescante a tu comida.

Semillas - Hay muchas semillas que puedes disfrutar con tus ensaladas y platos como semillas de calabaza, sésamo y alcaravea. Todas están llenas de niveles de pH alcalino y también pueden agregar un lindo toque a tus comidas.

Frijoles Lima - Aparte de su alta alcalinidad, los frijoles Lima son un gran alimento para huesos sanos ya que contienen 15 vitaminas y minerales esenciales necesarios. Esto se debe al alto contenido de calcio, que fortalece los huesos e incluso revierten los síntomas de la osteoporosis. A veces llamados frijoles de mantequilla, son fantásticos como guarnición y también en ensaladas (Goldschmidt, 2018).

Granos de trigo sarraceno - El trigo sarraceno se encuentra principalmente en la cocina asiática y de Europa del Este, es uno de los favoritos de quienes comen alimentos sin gluten. Se compone únicamente de cereales integrales y puede sustituir a la avena o al arroz en las recetas. El trigo sarraceno es una excelente fuente de antioxidantes, fibra y fitonutrientes, que reducirán las probabilidades de contraer enfermedades además de seguir la dieta alcalina. También puedes considerar incorporar esto en tu dieta reemplazando la harina blanca con harina de trigo sarraceno.

Linaza y aceite de oliva: Se pueden encontrar varios beneficios para la salud con las semillas de lino, como la fibra y los ácidos grasos omega-3. También tienen un alto contenido de lignanos que tienen el mismo efecto que los estrógenos en el cuerpo. El aceite de oliva debe comprarse en la forma más pura de virgen extra si es posible. Esta significa que contiene la forma más pura de nutrientes y es el aceite de oliva más saludable que se encuentra en el mercado.

Quínoa - Es neutral en la escala de pH, pero es una gran adición para crear una variedad en tu plato. Está lleno de fibra y es un alimento sin gluten. Se pueden crear muchos platos a partir de la quínoa y se pueden preparar de forma muy rápida y sencilla. Solo asegúrate de lavar la quínoa en agua fría antes de prepararla.

Jugos de frutas sin azúcar - Es probable que sepas que los jugos de frutas comprados en la tienda están hechos de concentrado y llenos de aditivos y azúcar. Sin embargo, puedes hacer jugos de frutas mucho más nutritivos en tu propia cocina. Y como ya tienen azúcares naturales incluidos, no necesitarás añadir azúcar. Si los encuentras un poco dulces por sí solos, siempre puedes mezclar el jugo con agua según tus preferencias.

Pasas - Un puñado de pasas te ayudará a obtener la fibra, los minerales y las vitaminas que necesitas en tu dieta. Uno de los principales minerales es el hierro, que es bueno para la salud de la sangre y también ayuda a mantener fuertes los huesos. Tómalos como un bocadillo rápido o espolvoréalos sobre tu ensalada favorita.

Cerezas - Las cerezas secas ácidas contienen una gran cantidad de componentes fenólicos que están relacionados con la producción de melatonina. Esta es una excelente noticia para aquellos que son atletas ávidos o necesitan mejorar su calidad de descanso para ayudar con la recuperación muscular. Sin embargo, ten cuidado con los jugos porque están altamente concentrados con azúcar natural. Esta es una fruta fantástica para disfrutar sola, o puedes agregarla como parte de un postre saludable.

Grosellas negras - Este alimento alcalino es excelente para el sistema inmunológico. Naturalmente, contiene antioxidantes que ayudarán a mantener tu sistema inmunológico en óptimas condiciones. Puedes comerlos como están, exprimir un delicioso jugo de frutas o incluirlos en un batido de bayas.

Espinaca – La espinaca contiene altas fuentes de magnesio que se enfocan en el mantenimiento y la fuerza de los músculos, incluso si no haces mucho ejercicio. Puedes comenzar a ver los resultados de comer espinacas regularmente después de aproximadamente un mes, sin importar tu edad. El esteroide vegetal conocido como fitoecdisteroides es responsable de desarrollar la masa muscular y la fuerza y también ayuda a reducir el tiempo de recuperación de los músculos después del ejercicio. Además, ayudan a reducir los efectos de los niveles de cortisol en el cuerpo mientras protegen las glándulas suprarrenales, el bazo y el timo.

Remolachas - son una fuente fantástica de vitamina C, que no solo ayuda a que tu sistema inmunológico se fortalezca, sino que también regenera las células de la piel. También proveen hasta un veinte por ciento de las cantidades necesarias diarias de ácido fólico, es una vitamina B que mantiene el cerebro y la memoria funcionando a la máxima velocidad. La ensalada de remolacha es una excelente manera de consumir este nutriente o incluirlo en tu batido diario.

Patatas - Con aproximadamente 5 gramos de fibra y 4 gramos de proteínas de origen vegetal, así como potasio, las patatas son una excelente opción para recibir los nutrientes que tu cuerpo necesita a diario. Ten cuidado de no cocinarlos demasiado para aprovechar al máximo los nutrientes que proporcionan. Las sugerencias son asarlos, hervirlos u hornearlos y puedes usar todas las variedades en sus comidas.

Agua alcalina - Es un agua ionizada especial que tiene un nivel de pH alcalino. El agua del grifo normal es de alrededor de 6,0 en la escala de pH, mientras que el agua alcalina puede oscilar entre 7,0 y 10,0 dependiendo de cómo se haga. Se dice que ayuda con los niveles de inmunidad al neutralizar el ácido en el cuerpo con los antioxidantes incluidos. También ayuda a rehidratar el cuerpo más rápido, por lo que es ideal para quienes regresan a casa del gimnasio. Por lo general, al incluir minerales como calcio y magnesio, esta agua ayuda a mantener los huesos fuertes (NDTV, 2018).

Tofu - Cuando necesitas reemplazar la proteína de la carne, el tofu es una opción maravillosa. Tiene altos niveles de proteína que necesitarás para equilibrar las frutas y verduras en tu nuevo estilo de vida. Incluyendo los 9 aminoácidos, el tofu también incluye altos niveles de hierro que mantendrán tu sangre sana y magnesio, que es beneficioso para tus huesos.

Aguacates - Esta fruta es una excelente fuente de vitaminas A y E y también ayuda a reducir los niveles de colesterol LDL. Ellos también probablemente reducirán la hipertensión y regularán los niveles de azúcar en sangre. Los aguacates también son ricos en ácido fólico, que es responsable de la regulación del estado de ánimo. Los aguacates son muy versátiles y se pueden triturar, picar o comer crudos. Agrégalos a tu ensalada favorita, encima de una tostada o haz una salsa de guacamole saludable.

Verduras de hoja verde - Recuerdas que tu madre siempre te decía que comieras verduras, ¡Y tenía razón! La mayoría de estos tipos de verduras como la col rizada son ricas en niveles alcalinos. También tienen muchos minerales esenciales que tu cuerpo necesita para muchas funciones del cuerpo. Comienza agregando una variedad de hojas de mostaza, rúcula, perejil, apio y lechuga en tus comidas hoy.

Frutas cítricas - Aunque puedas pensar que las frutas cítricas como las naranjas, la lima y los limones tienen un alto contenido de ácidos, se transforman en alcalinas después de metabolizarse. También son una excelente fuente de vitamina C y ayudan a reducir los niveles de ácido en el cuerpo que causan acidez estomacal. Los cítricos también son una forma fantástica de desintoxicar el sistema.

Algas y sal marina - Las plantas y la sal del mar tienen aproximadamente 10 veces más contenido mineral que las plantas cultivadas en la tierra. También son una rica fuente de alcalinos que pueden ayudar a limpiar el cuerpo de toxinas y a fortalecer el sistema inmunológico. Pica las algas y mézclalas con tu tortilla, ensalada o sopa y espolvorea con sal marina.

Vegetales de raíz - Estos son los tipos de vegetales que crecen en el suelo, como las zanahorias y la batata. Tienen altos niveles de álcali y son excelentes cuando se tuestan. Pero ten cuidado de no cocinarlos demasiado, ya que perderá el valor nutritivo. Funcionan bien en ensaladas, platos salteados y sopas. Otras variedades incluyen mejor, raíz de loto y raíz de taro.

Frutas - Las frutas frescas de temporada son las más beneficiosas para tu salud en general. Esto se debe a que tienen el nivel más alto de antioxidantes, minerales y vitaminas durante su pico. Las frutas excelentes para tener en la dieta alcalina incluyen manzanas, albaricoques, toronjas, sandía, nectarinas, piña y kiwis.

Nueces - Llenas de grasas saludables, almendras, castañas y anacardos provocan un efecto positivo de los niveles alcalinos en el cuerpo. También te ayudarán a mantenerte satisfecho por más tiempo, pero debes asegurarte de tener una pequeña cantidad porque tienen un alto contenido de calorías.

Ajo, cebolla y jengibre - Estos son maravillosos alimentos altamente alcalinos que también agregarán sabor a sus platos. Se pueden agregar a ensaladas, tés blancos y sopas. Se creativo en tu cocina agregándolos a tus platos a partir de hoy.

Hay alimentos que se pueden consumir con la dieta alcalina, pero deben ser muy limitados, que incluyen:

- Grasas naturales como aceite de oliva virgen extra, crema, mantequilla y leche de origen vegetal
- Almidones
- Azúcares
- Sal
- Los alimentos que necesita eliminar por completo incluyen:
- Carne
- Productos de trigo
- Alcohol
- Té negro y café
- refresco
- Cacahuetes, nueces y anacardos
- Pescado

- Huevos
- Edulcorantes y azúcar
- Granos blancos
- Alimentos lácteos
- Alimentos procesados
- Alimentos transgénicos

Puede ser un desafío limitar o eliminar estos elementos de tu dieta actual si los consumes con regularidad. Sin embargo, si reduces gradualmente la cantidad al incluir más de los alimentos recomendados para la dieta alcalina en tus comidas diarias, tu cuerpo podrá adaptarse más fácilmente y tendrá éxito con esta dieta. Recuerda que cualquier decisión que tomes para cambiar tus hábitos alimenticios mejorará tu salud, pero también lleva tiempo. Darle a tu cuerpo la capacidad de equilibrar los nuevos nutrientes que pondrás en tu cuerpo te ayudará a no pasar por problemas gastrointestinales difíciles como malestar estomacal o diarrea.

Recuerda que seguirás comiendo entre el 20 y el 30 por ciento de los alimentos neutros y ácidos en la dieta de cenizas alcalinas. Sin embargo, para obtener los efectos completos, es mejor eliminar los alimentos muy ácidos de todas las variedades de carne, lácteos y alimentos procesados.

Resumen del capítulo

- Existe una amplia variedad de alimentos que puedes disfrutar con la dieta alcalina, como tofu, papas, frijoles y legumbres. Dado el abanico de posibilidades para comer, puedes pasar un rato divertido en la cocina creando comidas nuevas y emocionantes para satisfacer tu paladar.

- Necesitas eliminar los productos cárnicos, especialmente las carnes procesadas, así como los productos lácteos y el gluten para lograr el mayor nivel de éxito con el estilo de vida alcalino. Sin embargo, si has estado comiendo una dieta muy ácida, es mejor incorporar gradualmente más frutas y verduras a tu dieta antes de hacer el cambio por completo.
- Comer del 70 al 80 por ciento de alimentos con cenizas alcalinas y del 20 al 30 por ciento de alimentos con cenizas neutras y ácidas te brindará el nivel óptimo de equilibrio para ayudar a elevar los niveles de pH de tus fluidos corporales.

En el próximo capítulo, aprenderás con más profundidad sobre el pH y cuando un alimento se considera ácido o alcalino.

Capítulo cinco: ¿Qué es el pH?

Los niveles de pH en los alimentos son la base de las características de aroma, sabor y textura. Los valores ácidos y alcalinos de los alimentos se basan en una escala de 0.0 a 14.0 donde los alimentos alcalinos tienden a ser más solubles en agua que los alimentos ácidos. En lo que respecta a las pruebas de alimentos, el alimento se considera ácido cuando cae por debajo de 4.6 pH en su estado natural. Todos los demás valores se definen como alcalinos. Otra clasificación es si se ha agregado ácido a un alimento para su conservación, como productos enlatados y salsas. Se pueden experimentar peligros para la salud si estos alimentos acidificados tienen un pH superior a 4.6. Un alimento también puede clasificarse como ácido, neutro o alcalino si es soluble en agua. Por ejemplo, los aceites no se pueden clasificar con un valor de pH que no sea neutro. (Scientist Live).

Cuando se fabrican alimentos, es responsabilidad de las empresas realizar pruebas y determinar si los alimentos son saludables para el consumo. Si deseas saber por tí mismo lo que contiene tu comida, puedes usar varias pruebas, incluido un indicador de tira de pH o un medidor. La búsqueda de la cantidad precisa de pH en tus alimentos vendrá con el medidor de pH, ya que recibirás una lectura numérica con una tabla de colores para determinar si un alimento está por encima o por debajo de la marca ácida.

Las tiras reactivas están hechas de papel tornasol al que se le ha aplicado un extracto de liquen. Cuando uses estas tiras de papel tornasol para analizar tú orina, por ejemplo, cambiará a cierto color según el nivel de pH. Si se vuelve azul, el líquido es de base alcalina. Cambiando a un color rojo, esto indica a base de ácido. Si el color del papel sigue siendo el mismo, significa que el nivel de pH es neutro (Helmenstine, 2019).

Sin embargo, no es necesario que te conviertas en un científico para poder determinar la cantidad de pH en tus alimentos. Hay muchos recursos disponibles para encontrar el rango de pH que tiene un alimento. Una búsqueda sencilla en Internet creará gráficos para que puedas ver el rango de pH de un alimento integral específico. Sin embargo, también debes utilizar la información proporcionada en este libro para los alimentos que pueden registrase como ácidos, pero cuando pasan por el proceso metabólico crean cenizas alcalinas, que es el caso de la mayoría de las frutas.

En primer lugar, un alimento integral puede tener un rango de niveles de pH. El número real se determina si se cultivó orgánicamente, en qué tipo de suelo se cultivó y también el clima. Esta es la razón por la que cuando buscas los números de un alimento, hay un rango pequeño, pero aún podrás usar esta información sin obtener un medidor de pH electrónico. Pero en el caso de que estés preparando un plato que tenga muchos ingredientes, se recomendaría el uso de un medidor de pH electrónico si es muy particular acerca de si una comida es alcalina, neutra o ácida.

Además de probar los alimentos en sí, puedes realizar un seguimiento de si estás consumiendo suficientes alimentos alcalinos con el uso de una tira de muestra de orina de pH. Esta puede ser la opción más fácil para el mantenimiento continuo de tu estilo de vida alcalino. Sigue la misma escala y sabrás en menos de 5 minutos si necesitas reducir la cantidad de ácido en tu cuerpo (Universidad de Michigan). Debido a que las muestras de orina simplemente analizan los desechos que se eliminan, algunas personas prefieren analizar su saliva, ya que sienten que es más confiable para determinar el verdadero valor del pH en sus cuerpos. El principio es el mismo que usa el papel tornasol para cualquiera de las pruebas.

Existe un delicado equilibrio de pH que el cuerpo mantiene. La cantidad de iones de hidrógeno es lo que se mide al calcular el pH en los alimentos. Cuando tu enfoque son niveles saludables de pH, tu sangre estará entre 7.365 y 7.45 y otros fluidos corporales variarán entre 6.2 y 7.6 en la escala de pH. Además, la orina de la mañana es más ácida, ya que elimina las proteínas y los ácidos que se han acumulado durante la noche. Si decides controlar tus niveles de pH mediante análisis de orina, calcula a partir de la segunda prueba (Carr, 2020).

Resumen del capítulo

- La determinación del pH de un alimento generalmente la realiza el fabricante de alimentos. Sin embargo, para los alimentos integrales, puedes usar un medidor de pH o una prueba de papel tornasol para determinar el nivel de pH específico de ese alimento.
- Las pruebas de tornasol se pueden utilizar para analizar la saliva o la orina para determinar si tu cuerpo es ácido o alcalino. Sin embargo, asegúrate de analizar tu orina solo después de tu primer ida al baño por la mañana, ya que

son solo los desechos que se han acumulado durante la noche y contendrán una mayor cantidad de ácido.

- Para que tu sangre esté en un estado saludable, debes estar entre 7.365 y 7.45 en la escala de pH. Esto asegura que tengas suficiente oxígeno en tu torrente sanguíneo para mantener tu metabolismo y otros órganos funcionando de manera óptima.

En el próximo capítulo, aprenderás sobre los niveles específicos de pH en los alimentos comunes que consumirás.

Capítulo Seis: El Estilo de Vida Alcalino

Si has consumido una dieta muy ácida antes, puede parecer demasiado difícil incorporar alimentos más saludables a tu dieta. Es posible que sientas antojos por los alimentos procesados que comerías durante el día. Sin embargo, lo mejor para ti es lograr que su cuerpo esté saludable, especialmente si estás experimentando algún tipo de dolencia grave.

La buena noticia es que no tienes que saltar de una vez. De hecho, es mejor iniciar esta dieta con suavidad, especialmente si has estado comiendo principalmente alimentos ácidos. Hay muchos consejos excelentes para facilitar la transición de la dieta alcalina, y puedes comenzar a usarlos hoy mismo para comenzar a sentirte y verte mejor.

Muchas personas no pueden comenzar el día sin una taza de café, pero esto crea un ambiente ácido dentro de su cuerpo. ¡No te preocupes! Comienza reduciendo las tazas de café por día gradualmente hasta la eliminación. Un gran sustituto para ayudar a energizar y reactivar tu cuerpo por la mañana es jugo de limón o lima fresca en agua tibia. Esto comenzará bien el día y hará que tu mente y cuerpo se muevan porque hace que tu metabolismo funcione. También es muy saludable para el sistema digestivo y lo mantiene en equilibrio. Prueba esto antes de tomar un café mientras estás empezando, y puedes encontrar que prefieres el agua cítrica caliente.

Es probable que la creación de deliciosos batidos sea parte de tu nueva rutina. Pueden ser rápidos y fáciles de preparar, lo que es ideal para aquellos con un estilo de vida ocupado. Dos aditivos que puedes utilizar son la espirulina o el polvo de clorella. Esto no solo aumentará la alcalinidad en tu sistema, sino que también agregará un gran sabor a tus batidos.

Como has aprendido, los niveles de oxígeno no son óptimos en un cuerpo ácido. Una forma adicional de combatir esto es comenzar a practicar técnicas de respiración profunda para estimular la entrada de más oxígeno en la sangre. También puedes incorporar la meditación que reducirá el estrés. El cortisol que se produce en el cuerpo durante períodos de estrés disminuirá naturalmente con una simple meditación diaria o un ejercicio de respiración profunda.

Cuando recién estés comenzando la dieta alcalina, no te castigues demasiado si consumes demasiados alimentos ácidos o restringidos un día. La transición tomará tiempo y es posible que sientas antojos por tus comidas favoritas. Si cedes, simplemente continúa tomando decisiones más saludables la próxima vez que comas. El objetivo de ponerse a dieta es mejorar tu salud, y lo estás haciendo al incorporar más alimentos integrales en tu dieta. No te preocupes. ¡Lo estás haciendo genial!

Para ayudar con la transición, ten opciones de alimentos saludables, como frutas o nueces, que estén disponibles al alcance de tu cocina en lugar de tener que buscarlas. Cuando tengas alimentos saludables a la vista, será más probable que los comas sobre la marcha en lugar de una bolsa de galletas. Como sabes en el pasado, cuando tienes hambre, solo toma algo para comer. Pero tener estos alimentos integrales saludables a simple vista hará que automáticamente tomes decisiones nuevas y mejores para tu cuerpo y tu salud en general.

Otra práctica saludable para usar en tu nuevo estilo de vida alcalino es mezclar un tapón de vinagre de sidra de manzana crudo en un vaso de agua todos los días. Esto también te ayudará a elevar tus niveles alcalinos mientras te mantienes en el camino hacia una vida más saludable.

Si te encantan los aderezos para ensaladas, puede ser muy difícil renunciar a ellos, especialmente mientras incluyas más en tu dieta. Sin embargo, aún puedes obtener un sabor delicioso usando un chorrito de jugo de limón o incluso aceite de oliva. Una ventaja sería el aceite de oliva con ajo, que también será un excelente aderezo para tu ensalada. Un problema al que se enfrentan muchas personas es no consumir suficiente omega 3, también conocidos como ácidos grasos esenciales, en su dieta. No dejes que esa palabra te asuste, ya que ahora sabes que los aceites son neutros en la escala de pH. De hecho, si no obtienes suficientes aceites saludables como el aceite de oliva virgen extra en tu dieta, puedes experimentar una amplia gama de problemas de salud que incluyen aumento de peso, metabolismo bajo y sistema inmunológico deficiente. Estos son síntomas que pueden evitarse siguiendo la dieta alcalina.

Para ayudar a mantener a raya a los microbios, toma un suplemento probiótico para ayudar a tu sistema inmunológico a combatir cualquier desequilibrio en tu sistema. Esto es necesario porque tu sistema digestivo trabaja para deshacerse de muchas sustancias nocivas, como metales pesados y toxinas. Es mejor comprar una marca que incluya un mínimo de cinco mil millones de unidades formadoras de colonias (UFC) y cinco cepas. No compres la marca más barata porque los probióticos no son todos de la misma calidad.

Como sabes, debes comer más frutas y verduras, pero hay tantas para elegir que es difícil saber cuáles son las mejores para ti con la dieta de cenizas alcalinas. Puedes comenzar comiendo dos porciones de fruta al día, así como cinco porciones de verduras. Las mejores verduras para comer son las de hoja verde, y la mejor manera de hacerlo es agregar una ensalada a cada comida.

Incorporar espinacas y brócoli en tus comidas te dará el mayor impulso de nutrientes que se encuentran en las verduras de hoja verde. Se creativo usando un rallador de cocina para cortarlos en partes más pequeñas y espolvorea estas sabrosas verduras sobre tus otros alimentos en tu plato. Si no te gustan las verduras, intenta cocinarlas al vapor. Reducirán su tamaño, pero la cantidad de nutrición seguirá siendo la misma. También puedes intentar picar y mezclar las espinacas en tus comidas principales. Después de mezclarlos de esta manera, no podrás verlos y no afectará el sabor de tus platos hasta el punto de que sienta que estás comiendo solo hojas. Usar estos consejos para engañar a tu mente para comer de manera saludable te ayudará a crear hábitos alimenticios mucho mejores para el futuro.

Una parte de la buena salud es hacer que el cuerpo se mueva. Es posible que no te hayas sentido demasiado enérgico al comer una dieta de alimentos principalmente ácidos. Pero una vez que comiences esta dieta, tendrás la energía que querrás utilizar. Se mencionó anteriormente acerca de caminar 15 minutos, pero también puedes hacer otros ejercicios simples como flexiones o sentadillas. No es necesario que te inscribas en un gimnasio para realizar estas sencillas actividades, y tus músculos y huesos se fortalecerán. Sí, probablemente verás resultados independientemente de si haces ejercicio, pero combinar tus hábitos alimentarios necesarios con un poco de ejercicio será de gran ayuda para tu salud en general.

Incluso si no estás interesado en beber o no puedes pagar el agua alcalina, asegúrate de filtrar tu agua como mínimo. Hay muchos filtros que puedes comprar en un supermercado local o en línea que ayudarán a eliminar las toxinas presentes en el agua del grifo. También te ayudará a ahorrar dinero a largo plazo en lugar de comprar agua embotellada. Sin embargo, si puedes pagar el agua alcalina, es mejor ya que tiene altos niveles de antioxidantes que también te ayudarán con la longevidad.

Necesitarás una buena fuente de fibra soluble e insoluble, y puedes encontrarla en las cáscaras de psyllium. Son muy baratos y puedes agregar simplemente una cucharadita a un vaso de agua una vez al día para obtener los beneficios. El mayor beneficio es equilibrar tu sistema digestivo y te ayudará con cualquier tipo de problema de estómago cuando estés haciendo el cambio. Incluso es lo suficientemente suave para tu sistema como para consumirlo todos los días.

Lo importante cuando comienzas algo nuevo es encontrar a las personas que ya han pasado por la experiencia. Puedes encontrar muchos tipos de grupos de apoyo a través de los sitios en redes sociales, así como investigar diferentes grupos en tu comunidad que están haciendo reuniones. Esto te ayudará a construir tu base de amigos, así como una red para cualquier pregunta que puedas tener que no se haya mencionado en este libro. Tener amigos en los que confiar en los desafíos, así como un equipo que te anima para felicitarte cuando logres sus objetivos. Te ayudará a seguir si los días son difíciles o fáciles.

Has escuchado la frase que "compartir es cuidar" y es difícil guardarte algo bueno para ti. Comparte tus experiencias con tus amigos y familiares a medida que avanzas en el proceso. También toma fotografías de tu proceso para que puedas mostrarte a sí mismo y a los demás lo lejos que has llegado en este viaje. Continuará ayudándote a motivarte hacia tus objetivos continuos y más allá. También es probable que inspires a otros a hacer cambios en sus elecciones de alimentos cuando se den cuenta de que también es posible cambiar sus elecciones de estilo de vida. Se el agente del cambio no solo en tu vida sino en la de los demás y conviértete en una inspiración.

Resumen del capítulo

- Prueba el truco de cocinar al vapor tus verduras si no eres un gran comedor de verduras. También puedes usar un rallador de cocina o picarlos en trozos más pequeños para que se noten menos en tus comidas. Obtendrás los nutrientes sin sentir que estás comiendo tu dosis diaria de verduras.
- El agua es importante para tu hidratación y no toda el agua se crea igual. Si no puedes pagar el agua alcalina o un ionizador, asegúrate de filtrar el agua del grifo para ahorrar dinero al no comprar agua embotellada.
- Mantener bocadillos saludables que sean de fácil acceso te ayudará a tomar mejores decisiones cuando tengas

hambre. Asegúrate de tener frutas contigo en tu trabajo o en tu cocina en todo momento para un refrigerio fácil de llevar.

Palabras Finales

Ahora que ya sabes cómo funciona la dieta alcalina, es hora de ponerla en práctica. Sigue los enlaces de las recetas y haz una lista de la compra para las nuevas comidas deliciosas que vas a preparar, lo que hará que tu cuerpo comience a estar más saludable. Comenzar algo nuevo es emocionante y desafiante al mismo tiempo, pero sé que trabajarás para lograr tus objetivos con diligencia y te mantendrá al día con el estilo de vida alcalino. Pero si debes volver atrás a tus viejas costumbres, simplemente reconoce y aprende. Comiena la próxima comida o merienda con una fruta o una buena ensalada. ¡No es el fin del mundo!

También es muy útil encontrar grupos de apoyo que puedan ayudarte a mantenerte motivado hacia tus objetivos. Hay muchas otras personas que han pasado por los mismos obstáculos que tú te estás enfrentando al hacer el cambio a la dieta alcalina, y pueden contarte sus historias personales para que puedas aprender y recibir la motivación para seguir adelante. A veces, este es el impulso que necesitamos en un día difícil.

Escribe tus objetivos de salud específicos y divídelos por mini objetivos diarios o semanales. Esto te ayudará a esforzarte por lograr una salud óptima. Cuéntale tus metas a tu familia y amigos para que también puedan convertirse en un sistema de apoyo a medida que comienzas a comer de manera más saludable y fortaleces tu sistema inmunológico. Todo es posible siempre que tengas la mente enfocada en tus objetivos.

Te deseo la mejor de las suertes y espero que hayas encontrado la información exacta que estabas buscando cuando te interesaste por la dieta de cenizas alcalinas. Tengo fe en que con esta dieta lograrás una mejor salud, y espero que disfrutes el viaje que estás emprendiendo.

Jugos para Principiantes

Guía Exclusiva para Crear Batidos Sabrosos para Perder Peso, Quemar Grasa, Desintoxicar y Limpiar Rápidamente Tu Cuerpo con el Poder de las Frutas y las Verduras

Bobby Murray

Tabla de Contenidos

Introducción

Bienvenido a tu guía exclusiva para tener buena salud. En este libro, aprenderás el secreto para sentirte bien y sentirte bien. ¿Cuál es el secreto? ¿Creerías que el secreto está en las humildes verduras y frutas? Es cierto, el ingrediente simple que puedes tener un impacto increíble en tu vida es simplemente jugo de frutas y verduras frescas.

Pero no cualquier jugo que puedas encontrar en el pasillo de la tienda de comestibles. Este es el jugo que tú preparas. ¿Cuál es la diferencia con el jugo que haces tú mismo y el jugo que compras en el supermercado? El jugo de un exprimidor es puro y está lleno de vitaminas y antioxidantes que te brindarán la mejor salud que jamás hayas tenido.

En este libro encontrarás información exclusiva sobre cómo hacer un ayuno de jugos que limpiará tu cuerpo y te hará pasar por una desintoxicación completa. Un ayuno, hecho solo con jugo, te ayudará a quemar grasa y perder peso. ¿Cómo es esto posible?

Te diré todo lo que necesitas saber para poder hacer un ayuno. No es nada difícil. Una vez que leas sobre todos los beneficios para tu salud que te brindará un ayuno de jugos, estarás muy motivado y emocionado de comenzar tu ayuno.

No te preocupes, comenzaré por el principio y te diré cómo comenzar un ayuno de jugo y desbloquear la clave para una buena salud. Te sorprenderán las propiedades curativas que contienen las frutas y verduras. El jugo de frutas y verduras puede ayudar a prevenir el cáncer, mejorar tu visión y muchos más beneficios para la salud y la prevención.

Puede que nunca hayas imaginado que podrías hacer un ayuno de jugos. ¿Cómo puede ser satisfactorio beber jugo? ¿Por qué no seguir una dieta regular y comer muchas frutas y verduras? Bueno, la verdad es que no obtienes todas las vitaminas, minerales y antioxidantes simplemente comiendo frutas y verduras. Y no es suficiente con seguir una dieta regular en la que elimines las calorías. Debes darle a tu cuerpo el tiempo para descansar después de digerir grandes comidas y calorías vacías.

El ayuno con jugos es la mejor manera de descansar tu cuerpo y ayudarlo a desintoxicarse de todas las toxinas que los alimentos procesados han traído a tu cuerpo. En este libro, aprenderás cómo hacer un ayuno con jugos y cómo mantenerte motivado todos los días. Aprenderás todas las increíbles propiedades de las frutas y verduras. Además, cuando haces un ayuno con jugos, te sentirás fantástico.

Estoy tan emocionado con toda la información con la que pude llenar este libro. Todo lo que necesitas para hacer un ayuno exitoso está en este libro.

¿Comenzamos el viaje que cambiará tu salud para siempre?

Capítulo Uno: ¿Qué es la Dieta de los Jugos?

Si te dijeran que hay una poción mágica que podría brindarte vitalidad y bienestar, ¿te gustaría tenerla? ¿Hasta dónde llegarías para conseguir esta poción mágica?

Durante siglos, personas de todo el mundo de diferentes culturas han sabido acerca de las pociones mágicas que los han mantenido saludables y han combatido enfermedades grandes y pequeñas.

¿Qué es esta poción mágica? ¿Existe? Sí, existe. Nos llega de la forma más simple y es en jugo de frutas y verduras. Pero este no es un jugo cualquiera que puedes comprar en el supermercado. Este es un jugo fresco y sin adulterar. Es el jugo que haces tú mismo usando un exprimidor.

La importancia del jugo

Cuando tomas una fruta o un vegetal y la mezclas en la licuadora o la descompones en un exprimidor, obtienes los nutrientes más rápido y en forma pura, comparándolo con comer la fruta o la verdura con toda su fibra. Los beneficios de las frutas y verduras en forma de jugo se reciben de inmediato y el cuerpo las absorbe más rápido que si la fibra todavía estuviera en el jugo.

Beber solo la pulpa de la fruta con fines nutritivos se llama jugo. Documentos desde el 150 a.C. mencionan la ingestión de jugos por razones de salud (Rockridge press, 2016). Muchas culturas no consumen productos de origen animal y solo comen frutas y verduras crudas (Rockridge press, 2016) Por lo que los jugos, aunque son una tendencia moderna, no son nuevos. Las frutas y verduras han sostenido a muchas personas durante muchos años.

Los muchos beneficios de los jugos

Una dieta con jugos es aquella en la que solo se bebe jugo recién hecho, hierbas, especias y té para tus necesidades nutricionales. Los jugos pueden ser una dieta bien calibrada que brinden muchos beneficios, como:

- Detoxificar tu sistema
- Facilitar tu digestión
- Promover la pérdida de peso
- Ayudar a tu sistema inmunológico
- Cuidar tu piel
- Reiniciar tu sistema para desear alimentos saludables

(Reboot, 2016)

Agregar al menos un vaso de jugo fresco al día puede aumentar tu consumo de antioxidantes, vitaminas y minerales al 100%. (Prensa Rockridge, 2016)

El ayuno con jugos

Cuando realizas un ayuno de jugos, estás eliminando todo lo demás de tu dieta excepto el jugo. Esta eliminación y el hecho de solo beber jugo se llama ayuno de jugo. Puedes estar pensando que un ayuno con jugos consiste en los jugos que encuentraa en el pasillo de jugos de tu tienda de comestibles. Este no es el caso. Para obtener los beneficios de las frutas y verduras que estás exprimiendo, debes consumir jugos recién hechos. Aunque algunos de estos jugos pueden estar disponibles en el pasillo de alimentos fríos de tu supermercado, generalmente se sugiere que compres un exprimidor para extraer jugo de las frutas y verduras frescas que estén disponibles para ti. De esta manera, puedes estar seguro de que tu jugo no tiene ningún aditivo, como conservantes o azúcar. Además, los nutrientes comienzan a disiparse rápidamente, por lo que hacer tu jugo con un exprimidor y beberlo de inmediato te permite obtener todos los nutrientes disponibles del jugo de frutas o verduras.

Cuando estás en un ayuno de solo jugo, a veces puedes agregar ciertos tés junto con el jugo que estás bebiendo. También puedes agregar hierbas y especias a tus jugos de frutas o vegetales. Discutiré más de los 10 ingredientes principales para hacer jugos en el capítulo 6.

Beber el jugo en lugar de la fruta o verdura entera

¿Por qué es importante beber solo el jugo de la fruta o la verdura? ¿Por qué no estás comiendo toda la fruta o la verdura cruda? La razón clave es que la fibra en el producto bloquea muchos de los nutrientes que están disponibles en el alimento. Además, tu cuerpo solo puede desbloquear una pequeña cantidad de fitonutrientes, antioxidantes, vitaminas, minerales y enzimas contenidos en la fruta o verdura que estás comiendo cuando la fibra está presente (Rockridge press, 2016).

Al beber el jugo puro extraído de las frutas y verduras, puede sabsorber todos los nutrientes de los que tu cuerpo puede beneficiarse. Específicamente, el exprimidor extrae la fibra de la fruta y la verdura y proporciona una gran cantidad de nutrientes listos para ser absorbidos.

¿Cuánto tiempo puedes hacer un ayuno con jugo?

Puedes optar por hacer el jugo en ayuno durante tantos días como consideres necesario. Algunas personas solo lo hacen un día, mientras que otras hacen el ayunoc con jugo durante una semana o dos. No existe una regla estricta sobre cuántos días debes consumir solo jugo. La cantidad de tiempo está determinada por tus necesidades individuales. Puedes consultar con tu proveedor de salud sobre la cantidad de tiempo que es apropiada para tus necesidades individuales.

El ayuno a corto plazo con frutas y verduras siempre es una buena opción. Puedes optar por hacer el ayuno durante un ciclo de tres a diez días. Además, también puedes elegir una dieta de jugos de solo frutas o una dieta de solo verduras. Algunas personas combinan verduras y frutas en su ayuno de jugos

La razón por la que algunas personas se aseguran de mezclar su jugo de frutas con verduras es que, sin la fibra, el azúcar en el jugo de frutas puede absorberse muy rápido y causar una oleada instantánea o una explosión de energía. Esto puede hacer que una persona se sienta muy inestable. Si agregas verduras a tu jugo de fruta, no tendrás tanta azúcar en tu jugo y, por lo tanto, diluirás la calidad de "combustible de cohete" de tu jugo.

Resumen del Capítulo

- El jugo sin fibra ayuda a absorber más nutrientes de las frutas y verduras.
- La diferencia entre una dieta con jugos y un ayuno con jugos es la duración o el período de consumir solo jugo.
- Puedes elegir el ayuno con frutas solamente o de vegetales.

- El consumo de frutas y verduras en forma de jugo ayuda a reducir los picos de azúcar en sangre.

En el próximo capítulo, aprenderás sobre los beneficios para la salud del ayuno con jugos.

Capítulo Dos: Beneficios de los Jugos en la Salud

Para algunas personas, la dieta de los jugos puede parecer muy extrema. Para algunos, solo consumir jugos de frutas o verduras puede parecer ridículo. Algunas personas podrían decir: ¿Por qué querrías hacer eso? Como aprendimos en el capítulo 1, algunas dietas de jugos no son de ayuno. Muchas personas introducen jugo fresco en sus dietas para mejorarlas. Aún así, los jugos pueden parecer extremos para otros porque no conocen los beneficios de la dieta con jugos.

Los beneficios de la dieta de los jugos son muchos. Las principales razones son: un gran impulso nutricional para tu dieta; introducir enzimas vivas en tu dieta; limpiar tu tracto digestivo; y tener acceso rápido a antioxidantes y nutrientes.

Impulso nutricional

Beber jugo puro aumenta tu energía y tu bienestar. Esto se debe a que está proporcionando a tu cuerpo tantos nutrientes en una sola toma. Cuando consumes una fruta o verdura, también consumes fibra. Cuando quitas la fibra, tu cuerpo obtiene un acceso más rápido a estos nutrientes. Las vitaminas, los antioxidantes y los fitonutrientes pueden ser algunos de los nutrientes a los que tu cuerpo tendrá acceso rápido. Los fitonutrientes son los componentes orgánicos de las plantas. Estos nutrientes especiales no son esenciales para nuestra dieta, pero son esenciales para prevenir y curar algunas enfermedades del cuerpo (Prensa de Rockridge, 2016)

Enzimas vivas

Beber jugo puro que tú mismo has preparado es una buena manera de incorporar enzimas a tu dieta. Cuando se pasteuriza el jugo, el calor mata muchas de las enzimas del jugo durante el proceso.

Las enzimas son moléculas de proteínas vivas que se encuentran en las plantas. Estas moléculas de proteínas son responsables de algunas de las reacciones químicas en tu cuerpo. Por ejemplo, las enzimas estimulan la digestión, construyen y reparan células, absorben nutrientes y crean energía celular (Prensa de Rockridge, 2016).

Hacer jugo de frutas y verduras te permite obtener la mayor cantidad posible de enzimas vivas en tu cuerpo.

Tracto Digestivo Limpio

Tu tracto digestivo recibe una paliza año tras año. Gran parte de la "basura", como las toxinas y lo que queda de los alimentos procesados, se atasca en el intestino. Cuando bebes solo jugo puro, le estás dando a tu cuerpo la oportunidad de sacar la "basura" y le permite a tu cuerpo la oportunidad de descansar y volver a un estado normal y saludable. Un tracto digestivo saludable puede reconstruir las células, combatir enfermedades y eliminar las toxinas de tu cuerpo. Beber jugo crudo puro ayuda a mejorar la salud de tu tracto digestivo.

Acceso Rápido

Cuando introduces jugo en tu sistema, le das a tu cuerpo acceso rápido a antioxidantes y nutrientes a los que tu cuerpo no podría acceder de otra manera. Piensa en el perro caliente gigante que comiste en el juego o en la enorme hamburguesa que almorzaste. Tu cuerpo tuvo que digerir muchas cosas que no eran buenas para él. Con solo beber jugo, una gran fuente de buenos nutrientes, eliminas el "ruido" inútil de las toxinas y las cosas perjudiciales que pueden provenir de alimentos poco saludables.

El Jugo Fresco que no está pasteurizado brinda un gran "golpe" nutricional a tu cuerpo, tanto que es difícil pensar en una dieta mejor que una dieta de jugos. Aún así, hay desventajas en una dieta de jugos. Como la privación de proteínas y otros nutrientes que no se encuentran en frutas o verduras. También una preocupación es la eliminación de la fibra.

Estas preocupaciones se pueden abordar eligiendo hacer un ayuno de jugos durante un período de tiempo más corto. Por ejemplo, el tiempo que permaneces en una dieta de jugos puede variar o puedes optar por agregar alimentos saludables a tu dieta, así como también los jugos. Hacer esto te ayudará a obtener los nutrientes de las proteínas y otros alimentos.

Los beneficios de las frutas y las verduras

En general, un ayuno con jugos es muy saludable. Veamos algunas frutas y verduras para ver qué beneficios para la salud aportan.

1. **Manzanas** son excelentes para comer, ya que ayudan a reducir el riesgo de asma, regulan el azúcar en sangre y reducen el riesgo de cáncer.
2. **Damascos** son buenos para la salud ocular y la salud del corazón.
3. **Bananas** ayudan con la salud del corazón y a mantener tu presión arterial en una zona saludable. Puedes esperar aumentar la fuerza de tus huesos y

también, si tienes úlceras, tendrás un respiro del dolor.

4. **Arándanos** son una súper fruta, ya que te brinda apoyo antioxidante, aumenta de la capacidad intelectual, protegen contra el cáncer, defienden el corazón y te ayudan a mantener tus niveles de azúcar en sangre. Por último, los arándanos son buenos para la vista y te ayudan a mantenerlos saludables.
5. **Melón** ayuda a energizarte además de ayudar a estimular tu sistema inmunológico. Los melones también son buenos para la salud ocular y pulmonar.
6. **Moras** están a la altura de los arándanos cuando se trata de mantenerte saludable. Aquí hay algunas cosas que los arándanos pueden hacer por ti: tienen beneficios contra el envejecimiento, producen efectos antiinflamatorios, aumentan la salud del corazón y mantienen tu tracto urinario saludable.
7. **Toronjas** son buenas para la prevención del cáncer, el apoyo del sistema inmunológico, la prevención de cálculos renales y el colesterol alto.
8. **Uvas** realmente brindan muchos beneficios como beneficios contra el envejecimiento y antiinflamatorios, regulan el azúcar en sangre, previenen del cáncer y apoyan a la salud cardiovascular y cognitiva.
9. **Kiwi** brinda protección contra el asma y el ADN, además de que son buenos para la salud del corazón. Lo exclusivo de esta fruta es la capacidad de ayudar a reducir el riesgo de degeneración macular.

10. **Limones y Limas** son buenas para prevenir el cáncer y la artritis reumatoidea.
11. **Naranjas** apoyan la salud digestiva, respiratoria y el sistema inmunológico. Las naranjas también reducen el colesterol malo y mejoran la salud del corazón.
12. **Papayas** son fantásticas en la prevención del cáncer, la salud del corazón, la reducción de la inflamación y la salud del sistema inmunológico.
13. **Peras** son buenas para la salud de nuestros ojos y también son hipoalergénicos y pueden ser consumidos de forma segura por personas alérgicas a la mayoría de los alimentos.
14. **Piñas** ayudan a darte más energía y apoyan el confort digestivo y antiinflamatorio. Esta fruta también te brinda apoyo inmunológico.
15. **Ciruelas** son excelentes cuando necesitas ayuda con la absorción de hierro y el fortalecimiento inmunológico. También esta fruta ayuda a prevenir el cáncer.
16. **Frutillas** también ayuda con la prevención del cáncer y ayuda al corazón. Esta fruta también ayuda a regular el azúcar en sangre y aporta beneficios anti-envejecimiento.
17. **Sandía** también tiene beneficios contra el envejecimiento, previene el cáncer, apoyan la salud ocular y aumentan la energía.

Los beneficios de las verduras

La fruta no es el único alimento que tiene beneficios. Las verduras son increíbles cuando se trata de mantenernos saludables. Aquí hay una lista de verduras y los beneficios que tienen para mantener una buena salud.

Beneficios antioxidantes y antiinflamatorios: esparrago.

Salud digestiva: esparrago, cebolla, ajo, repollo rojo y calabaza.

Prevención de enfermedades: esparrago,

Prevención del cáncer: remolacha, brócoli, coliflor, col forrajera, nabo, col rizada, espinaca, cebolla, ajo, col lombarda, calabaza y tomates.

Salud cardiovascular: remolacha, zanahoria, col forrajera, hojas de nabo, col rizada, espinaca, col lombarda, calabaza, batatas y tomates.

Salud ocular: remolacha, morrón, calabaza, batatas y tomates.

Frutas y verduras enteras vs. Jugos de frutas y verduras

La mayoría de los planes de dietas requieren el consumo de muchas frutas y verduras. ¿Por qué seguir una dieta que solo requiere jugo y no toda la fruta y verdura? Como se discutió anteriormente en el capítulo, cuando haces jugo de frutas y verduras, estás eliminando la fibra que se interpone en el camino de los nutrientes que están disponibles para ti. Además, al no pasteurizar el jugo (calentarlo), permites que los nutrientes permanezcan en el jugo. Por lo tanto, incluso si eliges hacer la dieta de jugos solo por un par de días, o si comes alimentos integrales junto con jugo de frutas o vegetales crudos, obtendrás el increíble beneficio de las frutas y verduras que se analizan en este capítulo.

Resumen del Capítulo

- Un ayuno con jugos se realiza por un período de tiempo más corto que una dieta con jugos
- Hacer un ayuno con jugos te brinda un impulso nutricional
- Muchas frutas y verduras diferentes son muy efectivas para mantenerte saludable

En el próximo capítulo, aprenderás sobre los diferentes tipos de exprimidores disponibles para ti.

Capítulo Tres: Elegir el Exprimidor Correcto

Para aprovechar al máximo tu jugo, debea consumir jugo en su forma más pura. Pero, ¿cómo se obtiene su jugo puro? Al principio, cuando escuché sobre los jugos, pensé en mezclar mis frutas y verduras en mi licuadora. A menudo hacía batidos con mucha fruta, así que pensé que hacer jugos sería el mismo concepto.

Licuadora vs. Exprimidor

Una licuadora es buena para hacer batidos, pero no tan buena para hacer jugo. ¿Por qué? Bueno, una licuadora simplemente muele lo que estás mezclando. Esto lo convierte en una mezcla bastante buena de cosas, pero para hacer jugo fresco y puro necesitas una máquina que haga más por ti.

Para obtener jugo fresco y puro, necesitas extraer el jugo de la fruta o verdura y para ello, necesitas un exprimidor. El único propósito de un exprimidor, a diferencia de la licuadora multiusos, es extraer. Un exprimidor extrae la pulpa, la piel y las cosas adicionales que obtienes cuando extraes el líquido de una fruta o verdura.

El primer exprimidor fue inventado por el Dr. Norman Walker en 1908. Funcionó como una centrífuga para extraer el jugo crudo de frutas y verduras. Los exprimidores centrífugos todavía se utilizan en la actualidad. Hay tres tipos de exprimidores disponibles en la actualidad; exprimidores de masticación, exprimidores centrífugos y exprimidores trituradores. La forma de averiguar qué exprimidor es bueno para ti es haciéndote estas preguntas:

¿Cuánto quieres gastar?

¿Qué jugo vas a preparar?

¿Con qué frecuencia prepararás jugo?

(Prensa de Rockridge, 2016)

Los diferentes exprimidores de jugo

Examinemos los diferentes tipos de exprimidores y cómo actúan.

Exprimidores centrífugos

Los exprimidores centrífugos son los principales tipos de exprimidores que se venden en los grandes almacenes. Extraen jugo en dos pasos.

Paso 1 - El producto se tritura y se machaca

Paso 2 - La pulpa se gira para que el jugo se exprima

Estas máquinas tienen los beneficios de velocidad, menores costos y facilidad de uso. Sin embargo, el exprimidor centrífugo extrae menos jugo y el calor que genera cuando está funcionando provoca oxidación, por lo que debes beber el jugo inmediatamente. Además, esta máquina se utiliza mejor con frutas y verduras más blandas. Tiene dificultades con frutas y verduras más duras y realmente no exprime las verduras de hoja y las hierbas de manera eficiente (Prensa de Rockridge, 2016). Sin embargo, entre los tres tipos de exprimidores, los exprimidores centrífugos son los más asequibles.

Exprimidores trituradores

Estos tipos de exprimidores a menudo se denominan exprimidores de "engranajes dobles". Giran a un RPM más lento que los otros exprimidores y tienen un proceso de dos pasos para extraer el jugo. En el primer paso, se trituran las frutas o verduras y en el segundo paso, se presionan las frutas y verduras.

Este método de dos pasos ayuda a conservar las enzimas y los nutrientes. Además, el hecho de que este exprimidor produzca menos calor significa que ralentiza el proceso de oxidación, por lo que se mantienen más nutrientes en el jugo.

Este exprimidor no se limita a exprimir frutas y verduras blandas como los exprimidores centrífugos, son buenos para procesar frutas y verduras densas y hierbas y productos de hoja

Exprimidores de masticación

A diferencia de los otros dos exprimidores, el exprimidor de masticación utiliza un solo engranaje para aplastar y masticar los productos y extraer el jugo (Prensa de Rockridge, 2016). Estos exprimidores funcionan a muy bajas RPM, por lo que producen menos calor. Esto significa que el jugo no se oxidará por el calor. En consecuencia, el jugo que se extrae de un exprimidor masticador es de alta calidad.

Encuentra el exprimidor perfecto para ti

Elegir el exprimidor adecuado para ti puede ser una decisión difícil. De los tres tipos de exprimidores, ¿cuál será el más adecuado para ti? No es suficiente comprar el exprimidor más caro o el de mejor calidad. La clave es comprar un exprimidor que se adapte a tus necesidades. Entonces, ¿cómo averiguas cuáles son tus necesidades?

Primero, considera qué tipos de jugo beberás. ¿Beberás jugos de frutas que son fáciles de extraer o harás jugos de vegetales y hierbas como zanahorias y pasto de trigo? A continuación, deberás conocer las características que vas a necesitar en tu exprimidor. Aquí hay algunas preguntas que pueden ayudarte a elegir el exprimidor adecuado para ti.

¿Qué tan importante te tomas los jugos?

Los exprimidores pueden ser bastante caros, por lo que es posible que desees tener un compromiso firme con el jugo. Si solo vas a agregar jugo a una dieta ya saludable, es posible que desees comprar jugos puros individuales que se venden en la tienda de comestibles. Sin embargo, si vas a hacer un ayuno con jugo, querrás exprimir todo tu jugo en casa. Depende de ti qué tan dedicado vas a estar con los jugos. Comprar un exprimidor de alta calidad puede ser lo que te motive. Sin embargo, si vas a hacer jugo de forma intermitente, es posible que desees conformarte con un exprimidor de precio medio.

¿Qué tipo de frutas y verduras vas a exprimir?

El tipo de fruta o verdura que vas a hacer jugo es especialmente importante. Por ejemplo, si vas a hacer jugo de algo suave como tomates, un exprimidor centrífugo será todo lo que necesitas. Sin embargo, si vas a exprimir algo duro como una zanahoria o una remolacha, querrás algo un poco más duro como un exprimidor de trituración o masticación que pueda procesar esta verdura. El Capítulo 5 cubrirá los 10 ingredientes principales para hacer jugos, por lo que esto podría ayudarte a elegir qué tipos de frutas y verduras elegir para tu jugo rápido.

¿Puedes soportar el ruido?

Algunos exprimidores pueden hacer mucho ruido y vibrar con mucha fuerza. Si no te importa el ruido, esto realmente no es un problema. Pero si tienes una familia que duerme más tarde que ti o si tienes compañeros de cuarto que se quejan del ruido, es posible que no desees un exprimidor que despierte a toda la casa. Si es posible, pregunta en la tienda si puedes probar el exprimidor para ver qué tan ruidoso es. O pregunta a otras personas que hacen jugo, qué tan fuerte es su máquina. Esto te ayudará a evaluar si el exprimidor encajará con las rutinas de tu hogar.

¿El exprimidor tiene garantía?

Comprar un exprimidor puede gastar una gran parte de tu presupuesto, por lo que querrás obtener un exprimidor que tenga garantía. Las máquinas se rompen o tienen contratiempos, como una pieza que se rompe o se agrieta. Si no gastas mucho en tu exprimidor, no te importará comprar otro exprimidor. Pero si gastaste todos tus ahorros en un exprimidor, querrás una garantía que cubra las reparaciones o te dé derecho a cambiar tu exprimidor por uno que no esté dañado. Si hay garantía, pregunta por los términos antes de comprar el exprimidor. Algunas garantías requieren que presentes un reclamo o envíes por correo el exprimidor para su reparación. Sin embargo, existen algunas garantías que te permitirán llevar tu exprimidor a reparar en una instalación local.

¿Qué tipo de calor genera el exprimidor?

Las enzimas y los nutrientes vivos no sobreviven a ningún tipo de calor. Si tu exprimidor se calienta cuando está funcionando, esta es una mala noticia para tu jugo. Una buena pregunta sobre el exprimidor es ¿qué tan alto son las RPM? Las RPM que utiliza la máquina cuando extrae te darán una idea de lo caliente que se calentará el exprimidor. Si el vendedor no lo sabe, pregunta si puedes leer el manual. O mejor aún, verifica si el manual está en línea y disponible en formato digital e investiga antes de comprar el exprimidor.

¿Qué tan difícil es limpiar el exprimidor?

Si tienes que hacer jugo sobre la marcha, no tendrá sentido que tengas que tomarte mucho tiempo para limpiar el exprimidor. Recuerda que la pulpa extraída se vuelve más difícil de limpiar si se deja en el exprimidor para limpiarla más tarde, por lo que limpiar el exprimidor más tarde en el día cuando tengas tiempo será más difícil porque la pulpa se habrá secado y endurecido. Además, es posible que haya que desarmar y limpiar muchas piezas. Si tu tiempo es limitado, busca un exprimidor que sea apto para lavavajillas y que sea fácil de desarmar y armar.

¿Dónde puedo guardar el exprimidor?

Algunos exprimidores pueden ser muy pesados y grandes. Considera el tamaño del exprimidor y cómo encajará en tu cocina. ¿El exprimidor será algo que dejarás en el mostrador todo el tiempo? ¿O lo guardarás después de limpiarlo y usarlo? Algunos exprimidores son muy atractivos, pero otros parecen caballos de batalla. Además, piensa en el tipo de frutas y verduras que vas a utilizar. Ciertos tipos de productos mancharán tu exprimidor y lo harán poco atractivo. ¿Cómo se verá un exprimidor manchado en tu cocina, por lo demás impecable? El tamaño y la apariencia son importantes, por lo que es posible que desees tener esto en cuenta mientras compras y eliges un exprimidor.

¿Cuál es el tamaño de la taza y el embudo?

Si tienes mucho tiempo para cortar tus productos en trozos pequeños, no importará si la taza y el embudo de tu máquina de jugo son pequeñas. Pero tener que hacer mucha preparación antes de tomar el jugo puede convertirse en algo tedioso y llevar mucho tiempo. Si el jugo es una gran molestia, es posible que no tengas la inclinación de apegarte a realizar un jugo rápido. Sin embargo, cuanto menos tengas que preparar, más fácil será hacer jugo. Cuando algo es fácil de hacer, somos propensos a querer seguir haciendo esa tarea. Considera la inversión de tiempo que tendrás que hacer y elige el tamaño de la taza y el embudo en consecuencia.

¿Qúe tan propenso a las filtraciones es el exprimidor?

Si el jugo que estás preparando se sale del exprimidor, ¿qué va a quedar para beber? Quizás haya solo una pequeña fuga que apenas tiene un impacto en el rendimiento del jugo que produce. Pero, ¿qué pasa si hay una gran fuga y apenas obtienes jugo? Verifica las reseñas y calificaciones en línea de tu exprimidor para ver si tiene fugas. Perder cualquier cantidad de jugo también puede afectar tu bolsillo, por lo que obtener un exprimidor que no gotee es el requisito fundamental.

¿Qué pasa con la pulpa seca?

Si tu máquina exprimidora no tiene el poder para extraer la mayor cantidad de jugo de los productos, esto puede ser costoso y una gran decepción. El exprimidor debe tener al menos 186 vatios o un cuarto de potencia para funcionar de manera eficiente. El término clave que debes buscar en las revisiones es "pulpa seca". Esto significa que tu exprimidor extrajo todo el jugo que pudo del producto y lo que queda es solo pulpa seca. Si queda mucha pulpa suculenta, entonces no obtuviste el máximo jugo posible.

Además, habrás utilizado más productos para obtener la cantidad de jugo necesaria.

Al final, cuanta más información recopiles antes de ir a comprar un exprimidor, más satisfecho estarás con tu compra. Algunos exprimidores pueden ser una gran inversión, por lo que es bueno saber que lo que compres funcionará para usted. Si tienes que comprar un modelo menos costoso, entonces también es bueno saber lo que puedes obtener del exprimidor.

Es posible que desees comenzar lentamente con un exprimidor. Pero, si deseas hacer un jugo completo, entonces puedes comprar la mejor máquina que puedas pagar, para que puedas lograr tus objetivos de jugo. En general, ser conocedor de lo que necesitas y lo que estás comprando permite obtener el mejor resultado.

Resumen del Capítulo

- Los exprimidores y las licuadoras son muy diferentes. Un exprimidor extrae y una licuadora procesa.
- Hay tres tipos de exprimidores: centrífugos, trituradores y masticadores
- Es importante hacer muchas preguntas e investigar lo suficiente antes de comprar un exprimidor

En el próximo capítulo, aprenderás la diferencia entre licuar y exprimir.

Capítulo Cuatro: La Diferencia entre Hacer Jugo y Licuar

Cuando pensé por primera vez en hacer una dieta de jugos, pensé que una buena licuadora era todo lo que necesitaba. Después de todo, mi licuadora me había ayudado a hacer muchos batidos sabrosos, así que sabía que una licuadora podía romper una fruta y licuarla. Entonces, ¿por qué necesitaría algo más?

Una licuadora puede descomponer una fruta blanda como la fresa y hacerla líquida. No importa el tamaño de la licuadora, obtienes las mismas características. La única diferencia es la cantidad de ingredientes que puedes poner en la jarra de la licuadora. Independientemente de lo que pongas en una licuadora de cualquier tamaño, el contenido se descompondrá y se mezclará.

Entonces, ¿por qué necesitarías un exprimidor? La única tarea de un exprimidor es extraer el jugo del producto. Cuando licúas una fruta o verdura blanda, todo queda en la jarra y posteriormente consumes esa pulpa. Sin embargo, en un exprimidor, la pulpa pasa a una cámara separada del jugo que inevitablemente beberás

¿Quieres la pulpa en tu jugo?

Tener o no la pulpa en tu jugo es la custión. La pulpa es fibra y en una dieta de jugos, no quieres la fibra porque tu objetivo es que tu cuerpo tenga acceso inmediato a los nutrientes del jugo. La fibra va a ralentizar ese acceso.

El otro problema es el tipo de jugo que vas a hacer. Las verduras duras como la zanahoria o la remolacha se van a picar en una licuadora. Dependiendo de la potencia de la licuadora, las verduras o frutas duras no se licuarán, mientras que en un exprimidor el líquido es extraído.

Los beneficios de hacer jugo o licuar

No es que una cosa no sea tan buena como la otra. Licuar y hacer jugo pueden ser buenos para ti. Aquí hay un desglose de los beneficios de licuar y hacer jugo:

Licuar

Los productos licuados mantienen la fibra y pueden contribuir a una digestión saludable.

La fibra te sacia y contiene antioxidantes.

Los fitoquímicos están en la pulpa.

Hacer jugos

La falta de fibra hace que el jugo sea más fácil de digerir

El jugo de un exprimidor proporciona un fácil acceso a gran cantidad de vitaminas y nutrientes.

La decisión de incluir pulpa en lo que estás licuando puede ser positiva. La fibra es buena para ti y puede ayudarte a mantener el nivel de azúcar en sangre bajo. Cuando exprimes tus productos y extraes la pulpa, puedes aumentar tu nivel de azúcar en la sangre rápidamente y, dependiendo de tu situación de salud, esto podría no ser algo bueno. Específicamente, si eres diabético, querrás la absorción lenta para que tu azúcar en sangre se mantenga estable. El otro problema de mantener la pulpa es que la pulpa contiene fitoquímicos, un compuesto antioxidante con propiedades anticancerígenas.

Los beneficios y consecuencias de eliminar la fibra

En este punto, podrías pensar que eliminar la fibra de tu jugo podría no ser algo bueno. Sin embargo, también existen beneficios al hacer jugo de tus productos. Sacar la fibra de tu jugo ayuda a darle un descanso a tu tracto digestivo. Es más fácil absorber jugo cuando no hay fibra.

Además, sin la fibra, podrás absorber más nutrientes que se encuentran en el jugo. Hay algunas personas que tienen problemas de absorción que necesitan que se les quite la fibra para poder absorber mejor los nutrientes. Sin embargo, por otro lado, hay personas que no obtienen suficiente fibra en su dieta y esto puede crear un efecto dañino para la salud. (Schaefer, 2018)

El consumo de azúcar es otro problema al licuar y hacer jugos. Además de la cuestión de la absorción y los niveles de azúcar en sangre, también debes tener en cuenta la cantidad de jugo o batido que vas a tomar, de ahí la cantidad de azúcar que consumirás.

Si bebes algo que ha sido licuado, la fibra de esa bebida o batido hará que te sientas lleno más rápido y, por lo tanto, consumirás menos azúcar. Si estás bebiendo jugo sin fibra, podrás beber mucho más líquido porque no te estás llenando tan rápido.

Los peligros del azúcar

La investigación publicada en 2014 informó que algunos jugos frescos comerciales tienen más azúcar que los refrescos. (Schaefer, 2018) En promedio, había 45,5 gramos de fructosa por litro en jugo. Esto se compara con los 50 gramos por litro que es el promedio de los refrescos. Por ejemplo, el jugo de manzana Minute Maid contiene 66 gramos de fructosa por litro, lo que lo hace más alto en fructosa por litro que los refrescos como Coca Cola y Dr. Pepper.

Este estudio utilizó jugos preparados comercialmente y no jugos frescos, por lo que, de manera inherente, el azúcar en estas bebidas será más de lo que se obtiene del jugo puro y fresco. Sin embargo, es cierto que el jugo tiene un alto contenido de azúcar. Si estás intentando adelgazar o si eres diabético tienes que tener cuidado con la cantidad de jugo que vas a consumir.

Los beneficios del ayuno con jugos en relación al consumo de azúcar

El argumento a favor del jugo es que obtendrás muchos más nutrientes por onza de los que obtendrías si bebieras una versión mezclada del producto que estás procesando. La gran cantidad de nutrientes puede ser suficiente para justificar el azúcar que consumirás.

Es importante tener en cuenta que un ayuno de jugos suele tener un límite de tiempo específico. La mayoría de las personas no hacen de los jugos su dieta habitual. Hay un límite de tiempo como una semana o uno o dos días a la semana. Además, algunas personas optan por consumir jugo como parte de un plan de alimentación saludable. En este caso, el jugo se toma junto con la comida. Los alimentos que ingieres pueden tener la fibra que te ayudará a ralentizar la absorción. En consecuencia, se puede regular el azúcar en sangre de una persona.

Otra consideración importante es que puedes limitar la cantidad de jugo que bebes. Es muy poco probable que bebas más de 12 onzas de jugo a la vez. ¿Puedes imaginarte la cantidad de productos que tendrías que procesar para obtener, por ejemplo, un vaso de jugo de 24 onzas? El tiempo y la cantidad de productos que elijas para exprimir es un factor importante en la producción de jugo.

Todavía hay espacio para los batidos en toda tu dieta cuando no estés haciendo jugos. Tal vez te guste reemplazar una comida con un batido como parte de un plan de alimentación saludable, así que no tires la licuadora todavía.

Resumen del Capítulo

- Pon todo en tu jugo, como la cáscara y la pulpa.
- Al hacer jugo, se extrae todo el líquido y se deja trás todo lo demás.
- Controlar el azúcar en los jugos es muy importante.

En el próximo capítulo, aprenderás sobre los 10 ingredientes principales para hacer jugos.

Capítulo Cinco: El Top 10 de los Ingredientes para Hacer Jugo

Con todas las variedades de productos disponibles para hacer jugo, ¿cómo empezar a elegir? ¿Eliges un jugo porque sabe bien o eliges el jugo por los beneficios que te puede aportar? En este capítulo discutiremos los 10 ingredientes principales para hacer jugo y por qué son importantes.

Las cinco mejores frutas para preparar jugos

Los jugos de frutas y vegetales sin fibra brindan un fácil acceso para que los nutrientes entren en tu cuerpo. Cualquier fruta o verdura que elijas será buena para tu cuerpo. Sin embargo, aquí hay algunas frutas y verduras que son superiores. Son estos jugos los que deseas asegurarte de agregar a tu rutina de jugos.

1. **Pomelo** - De todos los cítricos, el pomelo es el rey cuando se trata de nutrición. Buena fuente de vitaminas y minerales, el pomelo conlleva multitud de razones para consumirla. Es bien sabido que el pomelo reduce la resistencia a la insulina y el colesterol. También ayuda a prevenir los cálculos renales al liberar ácido cítrico que aumenta el pH en la orina y esto reduce la posibilidad de desarrollar cálculos de calcio.

El pomelo también es conocido por la prevención del cáncer. Un pomelo tiene antioxidantes que ayudan a protegerte de cánceres como el de pulmón, piel, mama, estómago y colon. En particular, se ha descubierto que la limonina, un fitonutriente, evita la proliferación de las células cancerosas (Prensa de Rockridge, 2013). Los antioxidantes del pomelo también promueven la buena salud al evitar que los radicales libres dañen las células.

Cuando tu sistema inmunológico necesita un impulso, la vitamina C en el pomelo es una excelente manera de darte un súper impulso a tu sistema inmunológico. El jugo de pomelo también puede ayudar con la pérdida de peso y también ayudará a reducir el colesterol porque la pectina en el pomelo reduce los niveles de LDL y los triglicéridos.

2. **Piña** - entre las frutas tropicales, la piña realmente brilla y se destaca. La razón principal es la mayor cantidad de nutrientes en una sola taza de piña. La piña está repleta de vitamina C, manganeso, vitaminas B6 y B1, cobre y ácido fólico. El corazón y el tallo de una piña es bueno para consumir porque es rico en bromelina que ayuda al confort digestivo y antiinflamatorio.

Las piñas pueden darte un impulso de energía debido al manganeso y las vitaminas B que contiene. Las piñas también son conocidas por su contribución a la salud de los ojos y el corazón. Específicamente, los antioxidantes ayudan a prevenir la degeneración macular y los radicales libres que previenen la acumulación de placa en las arterias. También se ha descubierto que la bromelina en las piñas protege contra el cáncer y el crecimiento de tumores en estudios con animales (Elliot, 2016).

3. **Arándanos** - Con el recuento más alto de antioxidantes de la mayoría de las frutas, los arándanos tienen un perfil nutricional que vale la pena presumir. Los arándanos son ricos en manganeso, vitaminas C y K y también ricos en fibra.

El apoyo antioxidante proporcionado por los arándanos ayuda a todo el cuerpo a reducir el daño a los músculos después de un ejercicio intenso y protege contra enfermedades neurodegenerativas. (Elliot, 2016)

Si deseas un impulso durante una prueba de coeficiente intelectual, los arándanos son para usted. Los resultados de la investigación dicen que los antioxidantes protegen las células nerviosas y estimulan el metabolismo saludable del oxígeno. Los arándanos también mantienen los niveles de azúcar en sangre, lo que ayuda a prevenir la resistencia a la insulina. Esto es especialmente bueno para las personas que tienen diabetes tipo 2.

Los arándanos ofrecen protección contra el cáncer debido a su alto nivel de antioxidantes y fitonutrientes. De hecho, los arándanos pueden ayudar a prevenir el cáncer de mama, colon, intestino delgado y esófago, entre otros.

Los arándanos también ayudan con los problemas cardiovasculares al reducir el colesterol malo, aumentar el colesterol bueno y proteger la sangre del daño oxidativo. Los arándanos también reducen la presión arterial alta.

Por último, los arándanos son buenos para el sistema inmunológico y ayudan con la salud ocular y en la prevención del Alzheimer.

4. **Manzanas** - ¿Es cierto que una manzana al día puede mantener alejado al médico? Al parecer, esta fruta tiene un alto contenido de vitamina C, potasio y vitamina K. También tiene su parte de antioxidantes que promueven la salud del corazón y reducen el riesgo de diabetes tipo 2 y Alzheimer (Elliot, 2016)

Las manzanas también ayudan a reducir el riesgo de cáncer debido a su alto nivel de antioxidantes. Las manzanas están relacionadas con la reducción del riesgo de cáncer de pulmón. Se cree que las manzanas previenen otros cánceres como el de colon y el de mama.

Las manzanas también reducen el riesgo de asma debido a sus propiedades antiinflamatorias y antioxidantes.

5. **Frutillas** - A menudo combinadas con otras frutas al hacer jugo, las fresas son muy nutritivas. La razón de esta alta nutrición es que las fresas son una buena fuente de vitamina C, manganeso, ácido fólico y potasio.

Las frutillas tienen un índice glucémico bajo, lo que significa que pueden ayudar con la regulación del azúcar en sangre. Los polifenoles de las fresas son responsables de reducir el azúcar en sangre.

Las fresas también te mantienen joven, ya que son conocidos por sus beneficios contra el envejecimiento, mejoras en la función cognitiva, disminución del riesgo de artritis y degeneración macular.

La prevención del cáncer es alta con las frutillas debido a los muchos antioxidantes que proporciona la fresa. Se sabe que las fresas previenen el cáncer de cuello uterino, mama, colon y esófago.

Por último, las fresas ayudan a la salud cardiovascular. Los antioxidantes y las propiedades antiinflamatorias de la frutilla están bien documentados. Las fresas protegen contra el daño oxidativo causado por los radicales libres. También mantienen limpias las arterias y ayudan a reducir la presión arterial y los niveles de colesterol malo. Además, mejoran la salud digestiva

Los cinco mejores vegtales para preparar jugos

Las verduras también son superestrellas cuando se trata de tu salud y nutrición. Aquí hay cinco vegetales que vale la pena agregar a tus jugos.

1. **Espinaca** - esta hoja es bien conocida por proporcionar el 56% de tu vitamina A diaria y tu requerimiento total de vitamina K (Link, 2017) La espinaca es rica en betacaroteno y luteína, antioxidantes que pueden disminuir el cáncer al prevenir la oxidación y otros daños de forma gratuita. radicales.

La espinaca también es buena para la salud ósea gracias a las altas cantidades de vitamina K, calcio y magnesio. Además, la espinaca es buena para la desintoxicación y la salud del corazón. El folato en el verde oscuro ayuda a prevenir la acumulación de homocisteína, que es una de las principales causas de enfermedades cardíacas (Link, 2017). Además, los antioxidantes en las espinacas ayudan a reducir las enfermedades crónicas y la presión arterial alta.

2. **Zanahorias** - si consumes una taza de zanahorias, te está proporcionando el 428% del valor diario de vitamina A. (Link, 2017) Pero la vitamina K no es la única vitamina que recibirás de las zanahorias, también obtendrás una buena cantidad de vitaminas K, C, E y todas las Bs. Además, también obtendrás una buena cantidad de manganeso, molibdeno y fósforo.

Los antioxidantes en las zanahorias ayudan a prevenir una amplia variedad de cánceres, además estos mismos antioxidantes desempeñarán un papel importante en la salud del corazón al proteger tu sistema cardiovascular del daño de los radicales libres y las enfermedades causadas por la inflamación como la acumulación de placa.

El betacaroteno es el antioxidante más conocido y es el que le da a las zanahorias su color naranja brillante. Una porción de zanahorias a la semana disminuye el riesgo de cáncer de próstata y el riesgo de cáncer de pulmón en los fumadores. En una prueba, los fumadores que no comieron zanahorias tenían un riesgo tres veces mayor de desarrollar cáncer de pulmón que los fumadores que sí comieron zanahorias al menos una vez a la semana. (Enlace, 2017)

3. **Brocóli** - una verdura perteneciente a la familia de las crucíferas, se sabe que es rica en azufre / Estos sulfuros contienen compuestos vegetales conocidos como glicosilato y sulforafano. Esto es significativo porque se sabe que el sulforafano, un subproducto del glucosinolato, protege contra el cáncer (Link, 2017) En un estudio en animales, el sulforafano pudo reducir el tamaño y la cantidad de células de cáncer de mama y también bloquear el crecimiento tumoral en ratones (Link, 2017) El brócoli también ayuda en la prevención del cáncer de mama, próstata, colon, vejiga y ovario. Un hecho poco conocido es que el brócoli también puede ayudar a proteger tu ADN.

Como las zanahorias, el brócoli tiene el antioxidante betacaroteno. Junto con el betacaroteno, la luteína ayuda a los ojos a evitar enfermedades como la degeneración macular relacionada con la edad (Link, 2017). Si tienes una deficiencia de vitamina D, el brócoli es rico en vitamina A y K y le ayuda a absorber la vitamina D.

Los fitonutrientes en el brócoli ayudan con la desintoxicación, lo que los hace buenos para limpiar tu sistema. Así que asegúrate de incluirlo en tu jugo cuando te estés desintoxicando.

4. **Ajo** - aunque quizás no quieras comer ajo antes de besar a tu pareja, es una verdura que es muy buena para ti. De hecho, los pueblos antiguos de China y Egipto valoraban el ajo como una importante planta medicinal.

Conocido por su compuesto activo alicina, el ajo tiene importantes beneficios para la salud. Se sabe que el ajo previene el cáncer, ayuda a la digestión, ayuda a nuestro sistema inmunológico y ayuda al metabolismo del hierro.

El ajo es bien conocido por tener un efecto anticancerígeno debido a su contenido de antioxidantes y sulfuros. Además, el ajo tiene muchos antioxidantes que ayudan a combatir resfriados o la gripe. Si tienes riesgo de enfermedad periodontal, el ajo puede ayudar a matar las bacterias en la boca que causan esta enfermedad.

En general, el ajo tiene muchas propiedades medicinales poderosas, incluir el ajo cuando se combinan verduras para hacer un jugo saludable es una gran idea.

5. **Coles de Bruselas** - un miembro de la familia de las crucíferas junto con el brócoli, las coles de Bruselas igualan los beneficios para la salud del brócoli en muchas maneras.

Las coles de Bruselas contienen un antioxidante llamado kaempferol que ayuda a prevenir el daño a las células. En particular, el kaempferol protege contra los radicales libres que contribuyen a las enfermedades crónicas y causan daño oxidativo a las células. (Link, 2017)

Las coles de Bruselas ayudan en la prevención del cáncer y ayudan a mejorar la salud del corazón. Las coles de Bruselas tienen numerosos antioxidantes y propiedades antiinflamatorias que las convierten en un excelente agente contra el cáncer. La vitamina K, los glucosinolatos y los ácidos grasos omega-3 contenidos en las coles de Bruselas también ayudan a combatir el cáncer.

Además, las coles de Bruselas ayudan a prevenir la inflamación que conduce a la acumulación de placa en el corazón, reducen el colesterol malo (LDL) y pueden revertir el daño a los vasos sanguíneos.

Las coles de Bruselas también son increíblemente buenas para la desintoxicación, ya que se sabe que tienen cuatro de los fitonutrientes más cruciales necesarios para la desintoxicación.

Estas son las diez mejores frutas y verduras que puedes combinar para mejorar tu salud. Estas frutas y verduras pueden exprimirse solas o combinadas. Recuerda que cuando exprimes estas frutas y eliminas la fibra, tu cuerpo tiene un excelente acceso a las numerosas vitaminas y antioxidantes que se encuentran en las frutas y verduras.

Resumen del Capítulo

- Las cinco frutas esenciales para preparar jugos son: los pomelos, las fresas, las manzanas, las piñas y los arándanos.
- Los cinco vegetales esenciales para preparar jugos son: el brócoli, las coles de Bruslas, el ajo, las zanahorias y la espinaca.

En el próximo capítulo, aprenderás a hacer un ayuno con jugo.

Capítulo Seis: Cómo Hacer un Ayuno con Jugo

Ahora que has seleccionado el exprimidor adecuado para ti y comprendes los beneficios de un ayuno con jugo, es hora de comenzar. ¿Cómo se hace un ayuno de jugo? ¿Tienes que prepararte con anticipación para tu ayuno con jugo? Estas son las preguntas que responderemos en este capítulo.

Eliminar drogas como preparativo para tu ayuno de jugo

Prepararse para ayuno puede ser un desafío, pero una vez que comienzas, se vuelve más fácil. Y, si vas al 100% con la preparación, más exitoso será tu ayuno de jugo. Lo primero que querrás hacer en preparación es eliminar los medicamentos de tu dieta. Por supuesto, debes seguir tomando tus medicamentos recetados. Un ayuno de jugo no requiere que dejes de tomar el medicamento recetado. En este caso, las drogas de las que estamos hablando son las que se encuentran en los puros y cigarrillos, el alcohol y el consumo de mucha cafeína. También es importante dejar de consumir drogas recreativas y también medicamentos de venta libre. Estas son las toxinas que debes evitar que entren en tu cuerpo.

No tienes que dejar todo de golpe. De hecho, comienza a deshacerte de estas toxinas al menos dos semanas antes de tu ayuno de jugo. Si retiras estas toxinas de tus hábitos diarios lentamente, tus síntomas de abstinencia no serán tan dramáticos. La recompensa es poder sentirte saludable cuando comiences tu ayuno de jugo. No deseas detener las toxinas al mismo tiempo que haces el ayuno porque te sentirás miserable mientras experimentas la abstinencia. Por lo tanto, mira el calendario y planea deshacerte de tus toxinas al menos dos semanas después de que hayas elegido hacer tu ayuno. Con esta cantidad de tiempo, tal vez podrás detener una toxina a la vez en lugar de tener que hacer todo a la vez.

Nada de comida rápida

Antes de tu ayuno de jugo, es importante dejar de depender de la comida chatarra. También es importante dejar de depender de los alimentos procesados. Aunque busques este tipo de alimentos por conveniencia, existen otros alimentos saludables que son igualmente convenientes.

La razón por la que necesitas eliminar la comida chatarra y la comida procesada de tu dieta antes de hacer un ayuno de jugo es porque el azúcar, el sodio y otros químicos adicionales que se encuentran en este tipo de alimentos son tan adictivos para tu cuerpo como las drogas. Algunas de las cosas que debes evitar antes de comenzar tu dieta de jugos son: edulcorantes artificiales, productos lácteos, alimentos fritos, carne, alimentos procesados, sal, azúcar, sushi y harina blanca.

Elimina el gluten

Es posible que desees comenzar a dejar el pan y otros almidones antes de tu ayuno de jugo. Es más fácil eliminar todo lentamente que de una sola vez. Los alimentos que debes empezar a dejar de consumir son: pan, avena, cebada, centeno o productos de trigo en general, y pastas de todo tipo. A diferencia de la comida chatarra, puedes volver a consumir estos alimentos después del ayuno de jugos.

Los alimentos crudos son buenos para ti

Como preparativo para el ayuno de jugo, es bueno comenzar a agregar frutas y verduras crudas a tu dieta para que puedas preparar tu cuerpo. Este paso te ayudará a eliminar la comida chatarra y el gluten de tu dieta. Los alimentos que debes agregar a tu dieta son ensaladas y brotes de verduras de hoja, té de hierbas sin cafeína, frutas y verduras crudas, sopas de verduras y mucha agua.

Aprende a utilizar tu exprimidor

No esperes hasta el primer día de tu ayuno de jugo para aprender a usar tu exprimidor. Descubre cómo desarmarlo y limpiarlo de manera eficiente. Aprende a armarlo correctamente. Esto puede ser muy útil ya que puede que tengas prisa o tiempo limitado para trabajar con tu exprimidor. Puede ser útil hacer funcionar el exprimidor antes de comenzar tu dieta para saber cuánto tiempo te llevará hacer el jugo.

Empezar con el ayuno con frutas

La forma de comenzar tu ayuno de jugo es elegir las frutas y verduras que te gusten. No seas duro contigo mismo consumiendo frutas y verduras que realmente no te gustan. Y cuando encuentres una fruta o verdura que te guste, quédate con ella por un tiempo y disfrútala. Es bueno recoger frutas y verduras maduras porque saben mejor y producen casi el doble de jugo. (Prensa de Rockbridge, 2013) Compra tus jugos con dos días de anticipación y trabaja para madurar la fruta. Ten cuidado y no dejes que la fruta se pudra, ya que no te servirá de nada.

Algunas frutas y verduras que saben especialmente bien son la remolacha, las zanahorias, el apio, los pepinos, las patatas y los tomates.

Crea una buena base

Los jugos de frutas y verduras como el tomate son una buena base para los jugos. Por ejemplo, una base de tomate con especias y hierbas adicionales puede ser increíblemente deliciosa. También es bueno agregar otras verduras y frutas a tu base de tomate. Por ejemplo, la espinaca o el brócoli es una adición buena y nutritiva. No tengas miedo de agregar un poco de ajo o rábano picante. La pimienta de cayena también es una de las favoritas de los exprimidores experimentados en todas partes, ya que agrega un toque picante a lo que estás bebiendo. El jugo verde también es una base deliciosa para empezar. Se recomienda que tengas al menos 32 onzas de jugo de vegetales verdes cuando sea posible.

Cambia de vez en cuando. Tan pronto como te acostumbres y disfrutes de las frutas y verduras con las que estás haciendo jugos, experimenta con otras frutas y verduras y disfruta de todas las diferentes combinaciones que puedes hacer.

Alimentos cumplidores

Durante la limpieza con jugo, es posible que no consumas ninguno de los siguientes alimentos: alimentos procesados, carnes, aves o lácteos, azúcar y dulces, cafeína y alcohol. Sin embargo, puedes consumir lo siguiente: jugo fresco y crudo hecho de frutas y verduras, verduras crudas, como zanahorias o pimientos, caldo de verduras, leche de almendras. Sin embargo, puedes optar por ceñirte únicamente al jugo.

Consejos y trucos de las frutas y verduras

Las frutas y verduras que se utilizan comúnmente para el jugo son las siguientes: apio, col rizada, zanahoria, col, manzana, espinaca, remolacha y verduras de hoja verde. No está limitado a estas frutas y verduras. Duraznos, damascos, cerezas y piñas son algunas de las frutas con las que puedes experimentar. Solo recuerda sacar los cabos antes de hacer jugo. Además, querrás elegir productos orgánicos cuando sea posible. Consejo: los plátanos y los aguacates no tienen mucho contenido de agua, por lo que no producen el mejor jugo. Sin embargo, los plátanos y los aguacates funcionan mejor en batidos.

Cuándo tomar jugo

Prepara un horario de cuándo beber tus jugos. Aquí hay un horario recomendado:

8-9 am - Levántate y empieza el día con tu jugo favorito

10:30 - 11:30 am - Prueba un batido o una combinación con un jugo limpiador

1 - 2 pm - Puedes repetir el batido de la mañana o beber otro jugo limpiador

3-4pm: Bebe un jugo dulce con remolacha, jugo de manzana o zanahoria

5-6pm - Prueba un batido para cenar

6-8pm - Bebe un batido con leche de almendras o leche de anacardo

(Wong, 2020)

Consejo: bebe tu jugo lentamente y no tragues saliva. Si haces tu propio horario, recuerda consumir tu jugo con al menos 2 horas de diferencia y bebe tu jugo final tres horas antes de acostarte si es posible (Wong, 2020)

Qué hacer cuando terminas tu ayuno

Cuando llegues al final de tu ayuno, querrás seguir una dieta principalmente de verduras crudas o al vapor. También querrás comer pequeñas porciones de frutas y nueces. Recuerda que has estado en una limpieza y es mejor regresar de la limpieza y debes consumir alimentos saludables. Evita lo siguiente: azúcar, café, trigo, gluten, los alimentos procesados y los lácteos.

En tu segundo día, puedes agregar frijoles, arroz integral o quinoa a tu dieta. Agrega alimentos saludables en los próximos días. Al quinto día, puedes reanudar tus comidas habituales. (Wong, 2020)

En general, deseas continuar con la tendencia de comer sano. Trata de evitar volver a la rutina que solías tener. Tu ayuno de jugo debe ser el preludio ser una persona saludable.

Resumen del Capítulo

- Cuanto más te prepares para un ayuno de jugo, más éxito tendrás.
- Elimina el alcohol, los medicamentos de venta libre y la cafeína antes de comenzar tu ayuno.
- Es más fácil eliminar las comidas de manera progresiva que todo de una vez.
- Practica el uso de tu exprimidor antes de comenzar con tu ayuno de jugo
- Después de tu ayuno de jugo, puedes agregar, de a poco, alimentos específicos a tu dieta.

En el próximo capítulo, aprenderáa cómo mantenerte motivado cuando haces un ayuno de jugo.

Capítulo Siete: Cómo Mantenerse Motivado Durante un Ayuno con Jugo

Un ayuno de jugos puede ser algo difícil de soportar o puede convertirte en una experiencia increíblemente positiva con solo un poco de esfuerzo. ¿Cuáles son las cosas que puedes hacer para que la limpieza sea más agradable?

Formas de transformar tu ayuno de jugo en una experiencia positiva

Lo primero es invertir en lo que estás haciendo. Recuerda que estás sanando tu cuerpo rápidamente con el jugo. Piensa en el alto valor nutricional del jugo que estás bebiendo. Repasa los beneficios de las frutas y verduras que estás tomando en tu ayuno de jugo. Debes estar emocionado de que estás eliminando la comida chatarra y la comida procesada de tu dieta. Nunca pierdas de vista el bien que le estás haciendo a tu cuerpo.

Debes saber que existen diferencias entre los jugos de frutas y verduras. Los jugos de frutas son más dulces que los jugos de vegetales, así que si eres una persona a la que le gustan los dulces, asegúrate de incluir el jugo de frutas en la rotación diaria. Sin embargo, no bebas demasiados jugos de frutas. También es importante incluir jugo de vegetales. Utiliza siempre las verduras que te gustan para hacer jugo.

Haz ejercicio

Durante un ayuno de jugo, se recomienda que no realices ejercicio vigoroso. Sin embargo, es posible que disfrutes haciendo ejercicios como yoga o estiramientos para encontrar algo de paz dentro del ritmo frenético de tu día.

Modifica tu rutina de ejercicios para que coincida con la energía que sientes durante la limpieza.

Medita

Mientras limpias tu cuerpo, también es bueno limpiar tu mente. La meditación es excepcionalmente buena cuando se trata de despejar la mente. Hay algunas aplicaciones maravillosas que te ayudarán a guiarte a través de la medicación. YouTube también es una fuente fantástica para encontrar guiones de meditación que puedan ayudarte a mantener la calma y encontrar tu paz interior mientras meditas.

La meditación también puede ayudarte a lidiar con el estrés durante el ayuno con jugos. Practica la atención plena durante tu ayuno de jugo. Utiliza la respiración diafragmática, la meditación de atención plena y la relajación progresiva. (Wong, 2020)

Documenta el camino

Llevar un diario antes, durante y después de la limpieza con jugo también puede ayudarte a mantenerte motivado. Al escribir tus sentimientos, tanto felices como infelices, puedes volverte más consciente y resolver cualquier problema que puedas tener con tu ayuno. Expresarte en papel o en tu computadora puede ayudarte a lidiar mejor con los obstáculos que puedan surgir en tu camino.

Además, puedes registrar cómo te hacen sentir los diferentes jugos. Una vez que identifiques los jugos que te hacen sentir bien, es posible que desees consumir más de ese jugo en tu ayuno. Tu diario también puede ser un lugar donde puedas recordar los beneficios del ayuno de jugo.

Beneficios tales como una mejoría en tu salud, aumento de energía, eliminación de toxinas y mejor digestión.

Las emociones durante tu ayuno de jugo

Es posible que experimentes emociones intensas durante tu ayuno. Incluso puede haber un momento en el que desees terminar con el ayuno. Puede ser útil estar consciente del hecho de que estás limpiando tu cuerpo y deshaciéndote de las toxinas. La medicina china señala que la vesícula biliar guarda la frustración, los riñones almacenan el miedo y el hígado está asociado con la ira. Estas son creencias de la medicina tradicional china. (Wong, 2020) Debes prepararte para sentir estas emociones y lidiar con ellas de la mejor forma.

Debes mimarte

No tienes que sentarte en tu casa mientras experimentas el ayuno de jugo. Programa actividades como un masaje sueco o un paseo tranquilo en un parque cercano. Incluso si solo quieres estar solo, es bueno realizar un poco de actividad física suave. De hecho, la actividad ayudará a impulsar tu sistema hacia una mejor salud. Cualquier otra cosa que puedas hacer para sentirte especial, debes hacerlo. Un ayuno de jugo no tiene por qué ser un momento sombrío. Un ayuno de jugo puede ser un momento feliz donde llevas tu cuerpo a un mejor lugar.

Mantenerse motivado haciendo un ayuno puede ser un desafío. Sin embargo, si solo reduces el ayuno a un jugo a la vez y sigues las sugerencias anteriores, podrás superar tus desafíos y lograr lo que sueñas: un cuerpo extremadamente saludable.

Rssumen del Capítulo

- Es importante recordar los grandes beneficios para la salud que recibirás de tu ayuno para mantenerte motivado.
- Hacer cosas como ejercicios suaves, llevar un diario y meditar puede ayudarte a mantenerte motivado.
- Hacer un ayuno de jugo no tiene por qué ser un momento sombrío para ti. Haz que tus jugos sean divertidos y permanecerás motivado por más tiempo.

Palabras Finales

Ha sido un gran viaje el que hemos realizado juntos mientras aprendimos cómo hacer un ayuno de jugo exitoso. Las frutas y verduras son la clave para una buena salud y es tan importante que curemos nuestro organismo con su jugo.

Ahora que conoces los beneficios de participar en un ayuno de jugos, sé que estarás en el camino correcto para volverte más saludable.

Las personas tienen todo tipo de altibajos cuando intentan cambiar un comportamiento, pero sé que encontrarás el éxito con tu ayuno de jugo siempre que sigas la información que has aprendido en este libro.

Aquí hay una pequeña ventaja por llegar al final de este libro. Compartiré contigo algunos ingredientes que ayudarán a que tus jugos sean deliciosos. Me gusta agregar hierbas frescas y especias a mis jugos. La albahaca, el cilantro y la pimienta de cayena son ingredientes realmente buenos para agregar a tus jugos. También me gusta agregar canela, jengibre, rábano picante, orégano, menta y berros a mis jugos. Es bueno tomar uno de estos ingredientes uno a la vez y experimentar con el jugo.

Cuando haces tu ayuno, habrá momentos que serán difíciles. Es posible que tengas dolores de cabeza, diarrea o estreñimiento, mal aliento, olor corporal, acné, vómitos y náuseas. Pero aguanta porque tienes que atravesar algunas dificultades para llegar a lo bueno. No te alarmes, pero prepárate para estas cosas porque estás limpiando las toxinas de tu sistema.

Después del comienzo de tu ayuno de jugo, comenzarás a notar un aumento de energía y una piel brillante. Después de que las toxinas hayan abandonado tu sistema, tu cuerpo comenzará a mostrar su buena salud. La claridad mental también comenzará a suceder mientras estás en tu ayuno. Comenzarás a tener una visión clara de lo que necesitas para mantenerte saludable.

Incluso si no estás haciendo el ayuno de jugo para perder peso, encontrarás que has bajado algo de peso. Esta es una feliz coincidencia cuando realizas el ayuno de jugo. Además, encontrarás que la comida chatarra y la comida procesada ahora es cosa del pasado. En resumen, tu cuerpo volverá a tu forma saludable.

Ya sea que hayas hecho el ayuno de jugo o estés a punto de comenzar, debes estar inmensamente orgulloso de ti mismo por haber dado un paso de gigante para tener un cuerpo extremadamente saludable. Esto podría ser lo más difícil que hayas hecho, pero espero que mi libro te ofrezca toda la ayuda que necesitas para tener éxito.

¡Mis mejores deseos y éxito para usted!

Si Has Disfrutado de este Libro, ¡una Crítica Honesta Siempre es Bienvenida!

Milton Keynes UK
Ingram Content Group UK Ltd.
UKHW021138231023
431175UK00015B/898

9 781800 762954